306, rue de Rollingergrund
L-2441 Luxembourg
Tél. 44 93 39-1
Fax 44 93 39-209

FOYER SIWEBUEREN

Judith Teufel

Standards für
Einrichtungen der Tagespflege

Betreuung und Beschäftigung

Judith Teufel

Standards für Einrichtungen der Tagespflege

Betreuung und Beschäftigung

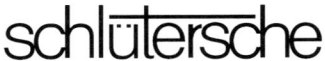

Die Deutsche Bibliothek-CIP-Einheitsaufnahme

Teufel, Judith:
Standards für Einrichtungen der Tagespflege: Betreuung und
Beschäftigung / Judith Teufel. – Hannover: Schlütersche, 2001
  ISBN 3-87706-611-9

Anschrift der Autorin:

Judith Teufel
Gymnasiumstraße 2
88400 Biberach

Judith Teufel ist Altenpflegerin und staatl. anerkannte Rehabilitationsfachkraft für Geriatrie.
Sie ist seit zehn Jahren in verschiedenen Bereichen der ambulanten und stationären Altenarbeit tätig. Seit zwei Jahren leitet sie eine Tagespflegeeinrichtung im ländlichen Raum.

Mehr wissen – besser pflegen!
Besuchen Sie unser Pflegeportal im Internet:
www.pflegen-online.de

© 2001 Schlütersche GmbH & Co. KG, Verlag und Druckerei,
Hans-Böckler-Allee 7, 30173 Hannover

Gestaltung: Schlütersche GmbH & Co. KG, Verlag und Druckerei, Hannover
Satz: PER Digitaler Workflow GmbH, Braunschweig
Druck u. Bindung: Druckhaus „Thomas Müntzer" GmbH, Bad Langensalza

Inhalt

Vorwort

Im Laufe des Aufbauprozesses einer Tagespflege tauchen immer wieder Fragen auf. Fragen wie zum Beispiel:

- Wie soll der Arbeits- und Tagesablauf organisiert und strukturiert werden?
- Wie soll der Tagesablauf inhaltlich gestaltet werden?
- Welche Ziele werden verfolgt?
- Wie sieht das eigene Betreuungs- und Pflegeverständnis aus?
- Wie kann man den unterschiedlichen Interessen und individuellen Bedürfnissen der einzelnen Tagesgäste gerecht werden?
- Wie kann man dazu beitragen, dass die Kompetenzen des älteren Menschen möglichst erhalten bleiben?
- Auf welche Weise kann man die Ressourcen des älteren Menschen in einer Tagespflege am besten fördern?
- Welches Fachwissen und -können besitzt der einzelne Mitarbeiter zur Bewältigung dieser Aufgaben?

Und nicht zuletzt auch Fragen:

- Wie kann die Arbeit nach innen und außen transparent gemacht werden?
- Wie lässt sich die Qualität der Arbeit verbessern, optimieren und überprüfen?

Das Team einer Tagespflege wird selten ein »therapeutisches Team« sein. Es besteht in der Regel nur zu einem kleinen Teil aus Mitarbeitern, die eine Ausbildung oder eine Zusatzqualifikation in den Bereichen Altenpflege, Krankenpflege, Heilerziehungspflege, Musiktherapie, Ergotherapie o. ä. aufweisen können. Dem steht gegenüber, dass jeder einzelne Mitarbeiter einer Tagespflege viele Kompetenzen aufweisen muss, um den Anforderungen und dem Qualitätsanspruch der Arbeit gerecht zu werden.

Meine Erfahrung hat gezeigt, dass es nicht nur notwendig ist, abwechslungsreiche Betreuungs- und Beschäftigungsangebote in kleineren Gruppen anzubieten, sondern dass es auch Methoden bedarf, auf die die einzelnen Mitarbeiter zurückgreifen können. Methoden, die verständlich und umsetzbar sind, die akzeptiert und mitgetragen werden.

So ist die Idee von der Entwicklung von Betreuungs- und Beschäftigungsstandards für den teilstationären Bereich entstanden.

Standards sollen dem Mitarbeiter Anleitung und Orientierung sein. Sie sollen helfen, Kompetenzen in den unterschiedlichen Auggabenfeldern einer Tagepflegeeinrichtung zu erlangen oder zu erweitern. Die vorliegenden Standards machen es möglich, die eigene Arbeit zu betrachten, sie zu analysieren und zu reflektieren. Zudem fördern sie in großem Maße eine eigenverantwortliche und selbstständige Arbeitsweise der Mitarbeiter und schaffen nicht zuletzt auch Verbindlichkeit, Sicherheit und Arbeitszufriedenheit.

Diese Standards für den teilstationären Bereich sind als Richtlinien gedacht. Sie engen die jeweilige Arbeitsweise nicht zwangsläufig ein, sondern lassen sehr viel Spielraum für eigene Kreativität. Denn letztendlich entscheidet auch nicht eine standardisierte Planung und Vorgehensweise darüber, ob eine Gruppenstunde ankommt und Erfolg hat. Entscheidend ist die eigene Persönlichkeit und Motivation. Entscheidend ist, welches Gesicht, welche eigene Note der einzelne Mitarbeiter einem Beschäftigungsangebot geben kann.

Biberach, Januar 2001

Judith Teufel

1. Einleitung

Der allgemein bekannte demographische Wandel zeigt, dass die Zahl der betagten und hochbetagten Menschen in den nächsten Jahren steigen wird und damit auch die Zahl der Menschen, die Pflege und Betreuung benötigen.

Bedenkt man, dass folglich auch die Zahl der Menschen, die an einer demenziellen Erkrankung leiden, erheblich zunehmen wird, bedeutet dies eine große Herausforderung für die Altenpflegeeinrichtungen: Sie müssen sich konzeptionell verändern.

Teilstationäre Einrichtungen (vor allem die Tagespflegeeinrichtungen) haben sich in den letzten Jahren zu einem wichtigen Baustein in der Altenhilfe entwickelt. Sie werden auch in der Zukunft zunehmend an Bedeutung gewinnen. Vor allem, wenn sie in der Lage sind, ihr inhaltliches Betreuungskonzept an die Bedürfnisse von Menschen, die demenziell erkrankt sind, anzupassen.

Schon heute steht beim Betreuungskonzept einer Tagespflege nicht der pflegerisch-medizinische Aspekt im Vordergrund. Viel wichtiger ist die Begleitung und die Betreuung alter Menschen.

Ausgehend von der Biografie des einzelnen Menschen geht es darum, seine Ressourcen und Kompetenzen zu erkennen und die Tagesgestaltung auf seine individuellen Bedürfnisse, Interessen und Möglichkeiten auszurichten. Mit dem Ziel, die Eigenständigkeit und Selbstständigkeit der einzelnen Person zu erhalten und zu fördern.

Um diese Worte mit Inhalt zu füllen, muss ein Milieu gestaltet werden, in dem sich der alte Mensch wohl, verstanden und akzeptiert fühlt. Ein Milieu, das ihm Raum lässt für seine Gewohnheiten und Eigenheiten. Ein Milieu, in dem man dem alten Menschen mit Respekt begegnet und in dem ein Betreuungs- und Pflegeverständnis vorherrscht, das den Menschen in seiner Ganzheit wahrzunehmen und zu erfassen versucht.

Dies macht nicht nur deutlich, dass an die Mitarbeiter einer Tagespflege hohe qualitative Anforderungen gestellt werden. Es macht auch deutlich, dass nur dann inhaltlich gute Arbeit von den Mitarbeitern geleistet werden kann, wenn der Träger einer Einrichtung das Konzept bejaht und unterstützt und dafür Sorge trägt, die Rahmenbedingungen entsprechend zu gestalten.

Vor dem Hintergrund dieser Erläuterungen möchte ich mit diesem Buch Wege aufzeigen, wie der Tagesablauf in einer Tagespflegeeinrichtung strukturiert und gestaltet werden kann. Zudem geben die vorliegenden Betreuungs- und Beschäftigungsstandards Mitarbeitern einer Tagespflegeeinrichtung die Möglichkeit, ihre inhaltliche Arbeit, ihre Methodik sowie ihre Zielsetzungen zu reflektieren und zu überprüfen. Sie schaffen damit Verbindlichkeiten, sind hilfreich bei der Anleitung neuer Mitarbeiter und stellen eine gute Erleichterung bei der Erstellung von Betreuungs- und Pflegeplanungen dar.

Standards bedeuten eine interne und externe Transparenz und Kontrollmöglichkeit und tragen somit auch dem immer aktueller werdenden Thema »Qualitätsmanagement« Rechnung, indem sie zur Qualitätsverbesserung und zur Qualitätssicherung beitragen.

Nicht zuletzt will dieses Buch auch allen Personen, die in der Altenhilfe tätig sind, Mut machen und an sie appellieren, selbstbewusst ihren Beruf zu vertreten und ihn (wieder) mit neuen Inhalten zu füllen. Denn meine Erfahrungen sind leider, dass »wir Altenpfleger« es viel zu oft zulassen, dass das schöne und eigenständige Berufsbild »Altenpflege« fast nur noch auf das pflegerische Minimum »Sauber-Sicher-Satt« reduziert und definiert wird.

2. Betreuungs- und Beschäftigungsstandards für Tagespflegeeinrichtungen

2.1 Angehörigenarbeit

Für die Angehörigen hilfsbedürftig gewordener Menschen kann die Pflege und Betreuung zu einer großen Belastung werden. Das Angebot der Tagespflege kann hier wirksame Entlastung und Unterstützung geben, doch oftmals fällt es Angehörigen schwer, die Betreuung und Pflege aus den Händen zu geben und sei es auch nur zu einem Teil. Nicht selten entwickeln sich Schuld- und Ohnmachtgefühle, die eine Unterstützung und Hilfe seitens der Tagespflegemitarbeiter erforderlich machen. Weil zudem die Betreuung in der Tagespflege nur einen Teil des Lebensbereiches des Tagesgastes darstellt, wird deutlich, wie wichtig ein kontinuierlicher Erfahrungs- und Informationsaustausch zwischen den Mitarbeitern der Tagespflege und den Angehörigen ist. Eine gute Angehörigenarbeit hilft somit auch, die Versorgung und Betreuung des Tagesgastes bedürfnisgerecht und so optimal wie möglich zu gestalten.

Ziele:

- Austausch und Kontakt (entspanntes/offenes Vertrauensverhältnis anstreben);
- Möglichkeit, Informationen über den Tagesgast zu erfahren, die für das Betreuungskonzept relevant sind;
- gegenseitiges Verständnis fördern;
- Zusammenarbeit optimieren;
- Vermeidung von Missverständnissen und Konflikten;
- Transparenz des Betreuungskonzeptes;
- Begleitung und Unterstützung der Angehörigen.

Vorbereitung:

- Mit den Mitarbeitern die Zuständigkeiten klären (Angehörige müssen wissen, wer ihr Ansprechpartner für bestimmte Anliegen ist);
- Vorstellung der Mitarbeiter mit Bild und Name (z. B. an einer Informationswand).

Durchführung:

- Erste Kontaktaufnahme durch das Aufnahmegespräch (ermöglicht Einblick in die Alltagssituation);
- Angehörige darauf hinweisen, dass Kontakt gewünscht ist;
- für Anliegen und Probleme ein offenes Ohr haben;
- Möglichkeiten/Grenzen der Tagespflegeeinrichtung aufzeigen;
- Wünsche und Erwartungen erfragen;
- Offenheit gegenüber den Angehörigen zeigen, wenn die Erwartungshaltung unrealistisch ist;
- Einblick in die Therapieansätze und den Arbeitsstil der Tagespflege geben (Betreuungskonzept vorstellen);
- Erfahrungs- und Gedankenaustausch (von den Erfahrungen und Hinweisen der Angehörigen mit dem Tagesgast profitieren);
- dabei helfen, Ängste und Schuldgefühle abzubauen;
- regelmäßiger Telefonkontakt oder persönliche Gespräche (z. B. in Form einer Sprechstunde);
- Angehörigenabende veranstalten;
- Angehörige zu bestimmten Anlässen einladen (z. B. Geburtstagsfeier, sonstige Festveranstaltungen);
- Angehörige bei Pflege- und Betreuungsproblemen beraten;
- Auf Gesprächs- und Unterstützungsgruppen für pflegende Angehörige hinweisen;

- auf Fortbildungsmöglichkeiten für pflegende Angehörige aufmerksam machen.

Nachbereitung:

- Dokumentation
- Reflexion

2.2 Biografiearbeit

Durch die Biografiearbeit lässt sich die Vergangenheit, die Fülle von persönlichen Ereignissen und Erfahrungen, die einen Menschen auszeichnen in einen Zusammenhang zu seiner jetzigen Lebenssituation bringen. Die persönliche Geschichte eines Menschen, seinen Lebensweg kennenzulernen heißt auch, ihn in seiner »Ganzheit« wahrzunehmen, seine Verhaltensweisen, Einstellungen und Eigenarten besser zu verstehen. Dadurch ergeben sich zahlreiche Möglichkeiten für gezielte Betreuungsangebote und eine lebendige Alltagsgestaltung.

Die Biografiearbeit nimmt gerade auch im Umgang mit Menschen, die demenziell erkrankt sind, eine Schlüsselrolle ein, denn bei diesen Menschen ist oft die Uhr um Jahre zurückgedreht, sie leben emotional in einer früheren Zeit.

Ziele:

- persönliche Erfahrungen und Erinnerungen wachrufen (Aktivierung des Altgedächtnisses);
- Austausch, Kommunikation und Kontakt;
- Raum für Gefühle;
- Lebensgeschichtlichen Hintergrund erfahren;
- gezielte Umsetzung der biographischen Kenntnisse in die Angebots- und Betreuungsplanung;
- Förderung des gegenseitigen Verständnisses;
- Selbstbestätigung, Identitätsstärkung und Wertschätzung;
- Sinnes- und Wahrnehmungsförderung.

Vorbereitungen:

- Informations- und Datensammlung (vom Tagesgast selbst, von Angehörigen und weiteren Kontaktpersonen);
- Biografiebogen erstellen;
- Biografieorientiertes Thema auswählen (z. B. Kindheit, Schule, Heirat, Berufsleben, etc.);
- zeitgeschichtliches Hintergrundwissen aneignen;
- Verlaufsschema planen (passende Stichworte und Fragen überlegen);
- erforderliches Material beschaffen;
- Tagesgäste zur Teilnahme motivieren;
- die Anordnung der Tische und Stühle so wählen, dass alle Tagesgäste Blickkontakt zueinander haben (z. B. Sitzkreis);
- für eine angenehme Raumtemperatur und frische Raumluft sorgen;
- für Ruhe sorgen, Störungen vermeiden;
- Getränke anbieten.

Durchführung:

- angenehme, vertrauensvolle Atmosphäre schaffen;
- Gruppenstunde abwechslungsreich gestalten (Gegenstände, Musikstücke, Photos von früher miteinsetzen);
- verschiedene Sinne anregen;
- Anknüpfungspunkte/Stichwörter für ein Gespräch geben (Brücken in die Vergangenheit schlagen);
- Fragen stellen, die zu ausführlichen Antworten einladen (offene Fragen);
- gemeinsam Erinnerungen zum Thema zusammentragen;
- zu Vergleichen von früher und heute anregen;
- Zeit zum Überlegen lassen (manchmal braucht es Zeit, bis Erinnerungen wieder präsent sind und in Worte gefasst werden können);
- der Gruppenleiter muss dem »roten Faden« in der Gesprächsführung folgen und trotzdem Flexibilität zeigen;
- bei zu großen Abschweifungen einzelne Beiträge zusammenfassen (hilft zum Thema zurückzuführen);

- zurückgezogene Teilnehmer miteinbeziehen;
- Emphatisches Verhalten;
- Interesse zeigen;
- Respekt entgegenbringen;
- aktiv zuhören;
- Grenzen wahren (jeder Mensch muss selber entscheiden dürfen, was er erzählen will und jeder Mensch hat ein Recht auf Vergessen).

Nachbereitung:

- Aufräumen;
- Dokumentation (Informationen festhalten und systematisieren, Biografiebogen ergänzen);
- Privatsphäre wahren (intime Hinweise und Erzählungen nicht festhalten);
- Erinnerungen und Erzählungen nicht nach außen tragen, Datenschutz einhalten (ggf. Mitarbeiter auf ihre Schweigepflicht hinweisen);

- Reflexion;
- Betreuungs- und Pflegeplanung erstellen (gemeinsam mit dem Tagesgast und den Angehörigen erfassen, was im eigenen Leben immer wichtig war, und was davon erhalten und gefördert werden kann).

Hinweise:

- Biografisches Arbeiten sollte nicht nur terminlich festgelegt, sondern Bestandteil des Betreuungskonzepts sein (der Alltag bietet viele Gelegenheiten zu Ausflügen in die Vergangenheit).

- Die Gruppengröße hängt von der Teilnehmerzusammensetzung ab. Bei der Arbeit mit demenziell erkrankten Menschen bietet sich eine kleine Gruppe mit nur zwei oder drei Personen an.

2.2.1 Biografiebogen

Momentane Lebenssituation

● **Wohnsituation**:

Lebt alleine/hat eigenen Haushalt: _____

Hat eigenen Bereich/Zimmer im
Haushalt der Bezugsperson: _____

Bemerkungen: _____

● **Versorgung**:

	alleine	benötigt Hilfe	Übernahme	durch:
Wichtige Entscheidungen:	☐	☐	☐	_____
Haushalt/Einkauf	☐	☐	☐	_____
Körperpflege zu Hause (waschen, baden etc.)	☐	☐	☐	_____
An-/Auskleiden	☐	☐	☐	_____
Essen/Trinken	☐	☐	☐	_____
Zubereitung	☐	☐	☐	_____

Essgewohnheiten:
(Schonkost, Diät, Menge,
Vorlieben, Abneigungen) _____

Trinkgewohnheiten:
(Menge, Vorlieben, Abneigungen) _____

Probleme: _____

● **Pflegesituation**:

Die Versorgung/Pflege leistet
überwiegend: _____

Hilfe durch andere Dienste:
(z. B. Sozialstation, Essen auf
Rädern oder anderes) _____

● **Tagesgestaltung**:

Tägliche Tätigkeiten:
(Tagesablauf zu Hause) _____

_____

_____

_____

_____

Wach-/Schlafrhythmus:
(am Tag/in der Nacht)

_____

Kontakte:
(Verwandte, Freunde, Nachbarn,
Häufigkeit)

_____

Interessen:
(Hobbys, Gewohnheiten,
Abneigungen)

_____

Zur Lebensgeschichte

● **Kindheit/Jugend:**

Wo und wie ist der Tagesgast
aufgewachsen?
(Stadt oder Land, Lebens- und
Wirtschaftsverhältnisse)

_____

Geschwister? (Namen, wie
viele? – Gibt es Lieblings-
geschwister? – Das wievielte
Kind war der Tagesgast?)

_____

Eltern:
(Name, Beruf)

_____

● **Beruflicher Werdegang**:

Welche Schulen hat der Tagesgast besucht?

_____

_____

_____

Welchen Beruf hat der Tagesgast erlernt?

_____

_____

Welche Tätigkeiten wurden wann
und wo ausgeführt?

_____

_____

_____

Wie lange war der Tagesgast
berufstätig?

_____

_____

Welche Bedeutung hatte der
Beruf?

_____

_____

● **Partnerschaft/Ehe/Familie**:

Wann hat der Tagesgast
geheiratet?

_____

_____

Wie viele Kinder hat der Tagesgast? (Namen, Verhältnis)

_____

_____

● **Prägende Lebensereignisse/Schöne Lebensereignisse**:

(z. B. Krieg, Flucht, Todesfälle,
Krankheiten, Reisen, Umzug etc.)

_____

_____

_____

_____

● **Frühere Interessen/Hobbys**:

(Verein, Gemeinde, Freizeitgestal-
tung, Gewohnheiten)

_____

_____

_____

_____

● **Sonstige Bemerkungen**:

_____

_____

_____

_____

2.3 Auditive Wahrnehmungsförderung

Akustische Reize gelangen in Form von Schallwellen zu unserem Hörorgan. Auch wenn wir permanent einer Geräuschkulisse ausgesetzt sind, nehmen wir viele Töne, Klänge und Geräusche nicht bewusst wahr. Bei der auditiven Wahrnehmungsförderung geht es darum, den Hörsinn zu schulen, d. h., Töne, Klänge und Geräusche bewusst wahrzunehmen, sie in Erinnerung zu holen und sie entsprechend zuzuordnen.

Ziele:

- Stimulierung der auditiven Wahrnehmungsfähigkeit;
- Steigerung der Aufmerksamkeit und der Konzentration;
- Anregung des auditiven Gedächtnisses (Geräusche erinnern und zuordnen);
- Förderung des Richtungshören;
- Förderung der Orientierung;
- Erinnerungen und Emotionen wachrufen.

Vorbereitung:

- Materialien vorbereiten (Gegenstände mit denen Geräusche erzeugt werden, Kassettenrekorder, Kassetten);
- Vorgehensweise planen (auf eine abwechslungsreiche Gestaltung achten);
- Tagesgäste zur Teilnahme motivieren;
- Stühle evtl. im Sitzkreis anordnen;
- mögliche Störfaktoren schon im Vorfeld ausschalten (z. B. Telefon);
- für eine angenehme Raumtemperatur und frische Raumluft sorgen;
- Getränke anbieten;
- Hörgeräte auf ihre Funktion hin überprüfen.

Durchführung:

- entspannte, lockere Atmosphäre schaffen;
- die Teilnehmer auffordern, sich gezielt auf das Hören zu konzentrieren;

- Alltagsgeräusche (z. B. von einer Fahrradklingel, einer Feuerwehrsirene, einem Rasenmäher, einem Haarföhn, etc.) werden von einer Kassette abgespielt und die Teilnehmer sollen erkennen, um welches Geräusch es sich handelt;
- verschiedene Geräusche werden vom Gruppenleiter erzeugt, ohne dass die Teilnehmer die Geräuschquelle sehen können (am besten werden sie unter einem Tuch erzeugt). Die Teilnehmer sollen erraten, um welche Geräusche es sich handelt (z. B. mit Laub rascheln, einen Schlüsselbund auf den Boden fallen lassen, in die Hände klatschen, Papier zusammenknüllen, eine Kerze ausblasen, in einer Zeitung blättern, Wasser in ein Glas eingießen, etc.);
- die Geräusche können auch zu einer thematischen Einheit gehören, z. B. verschiedene Tierstimmen/Vogelstimmen oder Geräusche aus dem Wald von einer Kassette abspielen und erraten lassen;
- als Thema können auch verschiedene Instrumente (Regenmacher, Mundharmonika, Flöte, Gitarre, Rassel, Triangel, etc.) kurz angespielt werden, ohne dass die Teilnehmer sehen, um welches Instrument es sich handelt. Die Teilnehmer sollen die verschiedenen Instrumente erraten;
- kleine Filmdosen, werden mit unterschiedlichen Materialien gefüllt (z. B. Nägel, Reiskörner, Kieselsteine, Wasser, etc.). Wie bei einer Art Memoryspiel gibt es immer zwei Filmdosen mit dem gleichen Inhalt. Die Teilnehmer sollen diese schütteln und herausfinden, welche Filmdosen zusammengehören und was ihr Inhalt sein könnte;
- der Gruppenleiter versteckt einen Wecker an unterschiedlichen Plätzen im Raum und lässt ihn klingeln. Die Teilnehmer sollen herausfinden, wo das Klingeln des Weckers herkommt;
- der Gruppenleiter spielt von einer Kassette Teile von bekannten Liedern ab oder die Ausschnitte werden gesummt, gepfif-

fen oder auf einem Instrument vorge-spielt. Die Teilnehmer sollen den Liedtitel erraten (die Liedtitel können auch zu ei-ner thematischen Einheit gehören, z. B. Liebeslieder, Weihnachtslieder, Geburts-tagslieder, etc.);

- das Zählwerk immer wieder auf Null stel-len, damit der Liedtitel oder das Geräusch bei Wiederholungen gleich wieder gefun-den wird (hilfreich sind Kurzkassetten);
- wenn nötig Hinweise geben (Erinnerun-gen anregen);
- die Teilnehmer nicht mit ihren Defiziten konfrontieren, (Peinlichkeiten vermei-den);
- die Teilnehmer ermutigen und loben;
- Teilnehmer, die Geräusche oder Lieder schneller als andere erraten können, sollten vom Gruppenleiter gebeten werden, sich mit der Lösung vorerst zurückzuhalten;
- auf Äußerungen eingehen, Gespräche an-regen und führen;
- Über- und Unterforderung vermeiden.

Kombinationsmöglichkeiten:

- Bildkarten oder Wortkarten auf den Tisch legen und die entsprechenden Geräusche/Instrumente zuordnen lassen (z. B. das Geräusch eines laufenden Mo-tors zu dem Bild eines Autos zuordnen lassen, etc.);
- auch Lieder kann man zu Bildern zuord-nen lassen (z. B. das Lied »Bunt sind schon die Wälder« zu einem Herbstbild zuordnen lassen, etc.);
- nachdem die verschiedenen Instrumente oder die Gegenstände, mit denen die Geräusche erzeugt worden sind, von den Teilnehmern erkannt worden sind, wer-den sie noch einmal gemeinsam betrach-tet, benannt und anschließend mit einem großen Tuch verdeckt. Die Teilnehmer sollen sich nun erinnern, wie viele und welche Instrumente/Gegenstände unter dem Tuch sind (siehe hierzu auch den Standard »Visuelle Wahrnehmungsförde-rung«);

- die Gegenstände, mit denen die Geräu-sche erzeugt worden sind, werden ansch-ließend entweder unter einem Tuch oder in einer Stofftasche versteckt und sollen durch fühlen und tasten von den Teilneh-mern erkannt werden (siehe hierzu auch den Standard »Taktile Wahrnehmungs-förderung«).

Nachbereitung:

- Aufräumen;
- Dokumentation (die Zielformulierungen können als Dokumentationshilfe heran-gezogen werden);
- Reflexion.

Hinweise:

- Nicht die Zahl der aufgenommenen Eindrücke entscheidet über die Qua-lität der Wahrnehmung, sondern das konzentrierte und intensive Einlassen darauf.
- Die verschiedenen Aktivierungsange-bote im Musikbereich bieten gute Möglichkeiten Hörerfahrungen zu in-tegrieren bzw. zu trainieren.

2.4 Olfaktorische und gustatorische Wahrnehmungsförderung

Die Aromatherapie lehrt uns die Heilkraft der Düfte. Sie können beruhigen, aufmun-tern, die Kreativität fördern und vieles mehr. Auch das ägyptische Sprichwort: »Kein Tag ist glücklich ohne Wohlgerüche« ver-deutlicht, wie wichtig für uns Menschen Gerüche sind. Gerüche haben einen direk-ten Zugang zu unseren Gefühlen. Sie kön-nen unsere Stimmung beeinflussen, uns vor Gefahren warnen (Brandgeruch) und Sym-pathie oder Antipathie für unsere Mitmen-schen hervorrufen (beispielsweise sagen wir im Sprachgebrauch, dass wir einen be-stimmten Menschen gut riechen oder nicht riechen können).

Schmecken und Riechen hängen eng miteinander zusammen. Beim Schmecken liegen die geschmacksempfindlichen Zellen auf der Zunge, was mit ihr in Berührung kommt, können wir schmecken. Im Bereich Schmecken und Riechen gibt es viele Möglichkeiten der Wahrnehmungsförderung (gerade auch für demenziell erkrankte Tagesgäste). Mit stimulierenden Reizen kann die Gefühlswelt gezielt angesprochen und zahlreiche Erinnerungen und Emotionen hervorgelockt werden.

Ziele:

- Stimulierung des Geruchs- und Geschmackssinns;
- Steigerung der Aufmerksamkeit und Konzentration;
- Förderung der Orientierung;
- Erinnerungen und Emotionen wachrufen;
- Positive Beeinflussung des Wohlbefindens (Duftstoffe).

Vorbereitung:

- Bevor man einen Menschen mit bestimmten Geschmackseindrücken konfrontiert, sollte man herausfinden, welche Geschmacksrichtung bevorzugt wird, z B. süß oder sauer (keine Nahrungsmittel verwenden, die möglicherweise unangenehm schmecken, wie z. B. Meerrettich);
- Materialien vorbereiten;
- Düfte und Geschmacksnoten, die mit der jeweiligen Jahreszeit in Verbindung gebracht werden können, sollten unbedingt berücksichtigt werden (z. B. typische Advents- und Weihnachtsgerüche, Weihnachtsplätzchen oder Faschingskrapfen, etc.);
- Vorgehensweise planen (auf eine abwechslungsreiche Gestaltung achten);
- Tagesgäste zur Teilnahme motivieren;
- Stühle evtl. im Sitzkreis anordnen;
- mögliche Störfaktoren schon im Vorfeld ausschalten (z. B. Telefon);

- für eine angenehme Raumtemperatur und frische Raumluft sorgen;
- Getränke anbieten.

Durchführung:

Gustatorische Wahrnehmungsförderung:

- Entspannte, lockere Atmosphäre schaffen;
- die Teilnehmer auffordern, sich gezielt auf das Schmecken zu konzentrieren;
- den Teilnehmern werden verschiedene Geschmacksproben zum Probieren angeboten, die sich entweder stark unterscheiden (z. B. ein Bananenstückchen, ein Schokoladenkeks, eine Nussorte) oder die zu einer thematischen Einheit gehören (z. B. verschieden Obstsorten, Schokoladensorten oder Brotsorten);
- wenn der Geschmacksstoff in den Mund gegeben werden muss, sollte der Kontakt mit den Lippen behutsam erfolgen, damit Ziel und Kontext verstanden werden können;
- bei pathologischen Veränderungen (z. B. bei entzündlichen Zahnfleischprozessen) keine sauren Geschmacksstoffe verwenden
- darauf hinweisen, dass der Geschmacksstoff im Mund hin- und herbewegt werden muss, denn ohne Bewegung ist Schmecken nicht möglich;
- verschiedene Fragen zu den Geschmacksproben stellen (z. B. *»Was ist das, was Sie gerade probieren?«- »Wie schmeckt es Ihnen?« – »Welche Geschmacksrichtung ist es?« – »Welche Erinnerungen verbinden Sie mit diesem Geschmack?«* etc.);
- Zeit zum Überlegen lassen (manchmal braucht es Zeit, bis Erinnerungen wieder präsent sind und Äußerungen hervorgelockt werden können);
- wenn nötig Hinweise geben (Erinnerungen anregen);
- einzelne Teilnehmer nicht mit ihren Defiziten konfrontieren (Peinlichkeiten vermeiden);
- die Teilnehmer ermutigen und loben;

- Teilnehmer, die eine Geschmacksprobe schneller als andere erraten können, sollten gebeten werden, sich vorerst mit der Lösung zurückzuhalten;
- auf Äußerungen eingehen, Gespräche anregen und führen;
- damit differenziert wahrgenommen werden kann, muss auf die Reihenfolge beim Anbieten geachtet werden (z. B. immer vom milden zum scharfen) und sollten nicht mehr als drei bis vier Geschmacksstoffe hintereinander angeboten werden;
- Über- und Unterforderung vermeiden.

Olfaktorische Wahrnehmungsförderung:

- Entspannte, lockere Atmosphäre schaffen;
- der Gruppenleiter muss die Teilnehmer darauf hinweisen, dass die Nasenatmung die Voraussetzung zum aktiven Riechen ist;
- den Teilnehmern werden bei geschlossenen Augen verschiedene Geruchsproben in kleinen Schalen angeboten, die sich entweder stark unterscheiden (z. B. Kaffee, Rosenduft, Rasierwasser, Heu, Lederfett) oder die zu einer thematischen Einheit gehören (z. B. Gewürze, Teesorten, Parfümsorten);
- Geruchsproben kann man als Variante auch in Form von Dufthäuschen (dazu viereckige Tonpapierhäuschen mit einem offenen Kamin basteln, durch welchen man den Duft erraten kann) oder in Form von Duftkugeln anbieten (dazu mehrere halboffene Kugeln aus Aluminiumpapier herstellen und einen mit Aromaöl beträufelten Wattebausch hineinlegen);
- verschiedene Fragen zu der Geruchsproben stellen (z. B. »Was ist das, was Sie gerade riechen?« – »Riechen Sie das gerne?« – »Wie lässt sich dieser Geruch beschreiben?« – »Welche Erinnerungen verbinden Sie mit diesem Geruch?« etc.);
- Zeit zum Überlegen lassen (manchmal braucht es Zeit, bis Erinnerungen wieder präsent sind und Äußerungen hervorgelockt werden können);

- wenn nötig Hinweise geben (Erinnerungen anregen);
- die Teilnehmer ermutigen und loben;
- einzelne Teilnehmer nicht mit ihren Defiziten konfrontieren (Peinlichkeiten vermeiden);
- Teilnehmer, die einen Geruch schneller als andere erraten können, sollten gebeten werden, sich vorerst mit der Lösung zurückzuhalten
- auf Äußerungen eingehen, Gespräche anregen und führen;
- um differenziert wahrnehmen zu können, sollten nicht mehr als drei bis vier Geruchsstoffe hintereinander eingesetzt werden;
- Über- und Unterforderung vermeiden.

Kombinationsmöglichkeiten:

- Verschiedene Gerüche oder Geschmacksstoffe sollen von den Teilnehmern zu entsprechenden Bildkarten, die offen auf dem Tisch liegen, zugeordnet werden (z. B. den Duft eines Tannenzweiges erkennen und ihn dem entsprechenden Bild zuordnen). Die Zuordnung kann auch zu Oberbegriffen erfolgen (hierzu Wortkarten vorbereiten mit Begriffen wie z. B. Weihnachten, Lebensmittel, Wald);
- Lebensmittel, wie z. B. ein paar Pfefferminzblätter, eine Banane, ein Apfel, etc. werden auf den Tisch gelegt und die entsprechenden Getränke (Pfefferminztee, Bananensaft, Apfelsaft, etc.) zum Trinken angeboten. Diese sollen dann von den Teilnehmern zugeordnet werden (als Variante kann der Gruppenleiter die Lebensmittel von den Teilnehmern zuerst durch Ertasten erraten lassen).

Nachbereitung:

- Aufräumen;
- Dokumentation (die Zielformulierungen können als Dokumentationshilfe herangezogen werden);
- Reflexion.

Hinweise:

- Nicht die Zahl der aufgenommenen Eindrücke entscheidet über die Qualität der Wahrnehmung, sondern das konzentrierte und intensive Einlassen darauf.
- Hinsichtlich des Geruchs- und Geschmackssinns ist eine gute Mundpflege außerordentlich wichtig (es gibt Erfahrungen, dass desorientierte Menschen durch eine sorgfältige Mundpflege klarer und wacher werden).
- Das Beschäftigungsangebot »Koch- und Backgruppe« bietet gute Möglichkeiten stimulierende Reize aus diesen Bereichen zu integrieren.
- Ein Kräutergarten bietet ebenfalls hervorragende Stimulierungsmöglichkeiten.
- Werden Duftstoffe zur Raumaromatisierung eingesetzt, müssen entsprechende Kenntnisse aus der Aromatherapie vorhanden sein. Außerdem muss darauf geachtet werden, dass den Tagesgästen der Geruch angenehm ist und dass bei der Duftlampe der Abstand zwischen Schale und Kerze nicht zu gering ist, weil die Öle sonst zu heiß werden und »verbrennen«.

2.5 Taktile Wahrnehmungsförderung

Die Haut ist mit ihren Sinneszellen für Tast-, Schmerz- und Temperatursinn ein wichtiges Wahrnehmungsorgan. Bei der taktilen Wahrnehmungsförderung gelangen über den Tastsinn Reize zum Gehirn, die dort entschlüsselt werden. So sind wir in der Lage durch tasten, berühren, fühlen, und spüren uns unsere Umwelt erfahrbar zu machen, sie zu »begreifen«.

Ziele:

- Stimulierung der taktilen Wahrnehmungsfähigkeit;

- Steigerung der Aufmerksamkeit und Konzentration;
- Förderung des taktilen Differenzierungsvermögens;
- Förderung der Orientierung;
- Förderung der Feinmotorik;
- Erinnerungen und Emotionen wachrufen.

Vorbereitung:

- Materialien vorbereiten (bei spitzen Gegenständen die Verletzungsgefahr abwägen);
- Materialien, die mit der jeweiligen Jahreszeit in Verbindung gebracht werden können, sollten unbedingt berücksichtigt werden (z. B. in der Winterzeit Gegenstände/Materialien wie Schnee, Eiskratzer, Wollhandschuhe, Mausefalle, etc. einsetzen);
- Vorgehensweise planen (auf eine abwechslungsreiche Gestaltung achten);
- Tagesgäste zur Teilnahme motivieren;
- Stühle evtl. im Sitzkreis anordnen;
- mögliche Störfaktoren schon im Vorfeld ausschalten (z. B. Telefon);
- für eine angenehme Raumtemperatur und frische Raumluft sorgen;
- Getränke anbieten.

Durchführung:

- Entspannte, lockere Atmosphäre schaffen;
- Die Teilnehmer auffordern, sich gezielt auf das Fühlen und Tasten zu konzentrieren;
- Unterschiedliche Gegenstände aus dem Alltag oder Materialien und Gegenstände, die zu einer thematischen Einheit gehören, werden entweder unter einem Tuch oder in einer Stofftasche versteckt und sollen durch fühlen und tasten von den Teilnehmern erkannt werden (z. B. kann man beim Thema »Bad« ein Zahnputzbecher, eine Zahnbürste, einen Spiegel, einen Waschlappen, ein Stück Seife, etc. verwenden);
- Der Gruppenleiter stellt nun verschiedene Fragen zu den Gegenständen (z. B. »Was

ist das für ein Gegenstand, den Sie gerade ertasten?« – »Welche Form hat der Gegenstand?« – »Fühlt er sich warm oder kalt an?« – »Ist er angenehm oder unangenehm zu tasten?« – »Aus welchem Material ist er?« – »Welche Oberflächenbeschaffenheit können Sie fühlen?« – »Welche Erinnerungen verbinden Sie mit diesem Gegenstand?« etc.);

- wenn die Gegenstände thematisch zusammengestellt sind, können auch ein oder zwei Gegenstände dabei sein, die nicht zum Thema passen. Die Teilnehmer sollen herausfinden, welche dies sind;
- der Gruppenleiter kann auch kleine Stoffsäckchen, die mit unterschiedlichen Materialien gefüllt sind, herumreichen. Die Teilnehmer sollen von außen durch den Stoffbezug den Inhalt ertasten und erraten;
- als Variante kann man wie bei einer Art Memoryspiel unter den verschiedenen Stoffsäckchen immer zwei Stoffsäckchen mit dem gleichen Inhalt von den Teilnehmern finden lassen;
- Die Teilnehmer sollen mehrere Stoffsäckchen, die den gleichen Inhalt haben, aber unterschiedlich schwer sind, vergleichen und herausfinden, welche gleich schwer sind, welche schwerer sind und welche doppelt so schwer sind (der Unterschied ist leichter herauszufinden, wenn die Stoffsäckchen frei in der Hand gehalten werden);
- Gegenstände, mit unterschiedlicher Struktur und Form (z. B. Obstkerne, Steine, Muscheln, Kugeln, Legobausteine) von den Teilnehmern ertasten lassen und anschließend die entsprechenden Abdrücke der Gegenstände ertasten und zuordnen lassen (hierzu Abdrücke aus Knetmasse selber herstellen: Quadrate aus der Knetmasse formen und halbieren, dann den Gegenstand jeweils einmal von oben und einmal von unten hineindrücken);
- Zeit zum Überlegen lassen (manchmal braucht es Zeit, bis ein Gegenstand und dessen Struktur erkannt und zugeordnet werden kann);

- wenn nötig Hinweise geben (Erinnerungen anregen, Äußerungen hervorlocken);
- einzelne Teilnehmer nicht mit ihren Defiziten konfrontieren (Peinlichkeiten vermeiden);
- die Teilnehmer ermutigen und loben;
- Über- und Unterforderung vermeiden;
- Teilnehmer, die einen Gegenstand schneller als andere erraten können, sollten gebeten werden, sich vorerst mit der Lösung zurückzuhalten;
- auf Äußerungen eingehen, Gespräche anregen und führen.

Kombinationsmöglichkeiten:

- Wie beim Memoryspiel sollen immer zwei gleiche Paarkarten (Tastkarten) gefunden werden. Die eine Hälfte der Tastkarten liegt offen auf dem Tisch, nun wird in einer Stofftasche eine Tastkarte nach der anderen reihum gereicht, bis sie ein Teilnehmer der entsprechenden Karte zuordnen kann (hierzu ein Tastmemory aus kleinen Holzplatten selber herstellen: die Holzplatten zusägen und mit unterschiedlichen Materialien wie z. B. mit Aluminiumfolie, Kork, Watte, Filzstoff, Nudeln, Linsen, etc. bekleben);
- verschiedene Gegenstände werden vom Gruppenleiter offen auf den Tisch gelegt, benannt und besprochen. Dieselben Gegenstände sind in einer Stofftasche versteckt, diese wird reihum gereicht und jeder Teilnehmer soll versuchen einen Gegenstand entsprechend zuzuordnen;
- die Zuordnung kann auch zu entsprechenden Bildkarten oder zu Wortkarten mit Oberbegriffen erfolgen (Bildkarten oder Wortkarten mit Begriffen wie z. B. Herbst, Haushaltsmittel, Urlaub, etc. auf dem Tisch auslegen);
- als Variante kann man die Teilnehmer auch Gegenstände zuordnen lassen, die nicht gleich sind, dem Sinn nach aber zusammengehören (z. B. ein Puppenbekleidungsstück und eine Puppe, eine Weinflasche und einen Korkenzieher, Nadel und Faden, etc.);

- nachdem die verschiedenen Gegenstände erraten worden sind, werden sie noch einmal gemeinsam betrachtet, benannt und anschließend mit einem großen Tuch verdeckt. Die Teilnehmer sollen sich nun erinnern, welche und wie viele Gegenstände unter dem Tuch sind (siehe hierzu auch den Standard »Visuelle Wahrnehmungsförderung«).

Nachbereitung:

- Aufräumen;
- Dokumentation (die Zielformulierungen können als Dokumentationshilfe herangezogen werden);
- Reflexion.

Hinweise:

- Nicht die Anzahl der erkannten Gegenstände entscheidet über die Qualität der Wahrnehmung, sondern das konzentrierte und intensive Einlassen darauf.
- Bei Teilnehmern, die demenziell erkrankt sind, ist es ggf. notwendig, den Schwierigkeitsgrad der gestellten Aufgabe abzuwandeln (z. B. die Gegenstände/Materialien nicht »blind« ertasten lassen).
- Das Beschäftigungsangebot »Kreatives gestalten« bietet gute Möglichkeiten die taktile Wahrnehmungsfähigkeit zu fördern
- Taktile Wahrnehmungsfähigkeit kann auch im Bereich der Fußsohle gefördert werden (z. B. barfuss im Gras gehen, oder Stimulation durch Fußmassagerollen).
- Durch die Fähigkeit der Haut, Berührungsimpulse aufzunehmen und weiterzuleiten, wird sie auch zu einem Organ der Kommunikation. Eine rein sprachliche Kommunikation wird dem menschlichen Grundbedürfnis nach Zärtlichkeit und Zuwendung kaum gerecht. Dieser Aspekt spielt vor allem auch im Umgang mit Tagesgästen, die demen-

ziell erkrankt sind, eine wichtige Rolle, denn taktile Kommunikation (Berührung und körperliche Nähe) ist auch da wirksam, wo eine sprachliche Verständigung erschwert ist. Sinnvoll wäre es deshalb auch, Elemente aus dem Bereich der somatischen Stimulation für bestimmte Tagesgäste anzubieten (Basale Stimulation).

2.6 Visuelle Wahrnehmungsförderung

Mehr als die Hälfte der Informationen, die aus der Umwelt in unser Gehirn gelangen, nehmen wir durch die Augen auf. Das Auge vermittelt Farben, Formen und Licht. Unser visueller Sinn bestimmt weitgehend, wie wir die Welt wahrnehmen, was wir von der Welt wissen, und wie wir uns über sie verständigen. Auch im Sprachgebrauch benutzen wir visuelle Sinnbilder, beispielsweise verlieren wir jemanden aus den »Augen« oder wir sagen: *Ich bin der Ansicht, dass …«* oder: *»Es kommt auf die Sichtweise an«.* Was wir sehen spricht nicht nur unseren Verstand an, sondern gewinnt unmittelbar Zugang zu unserem Unterbewusstsein und damit auch zu unseren Gefühlen. Deshalb haben Farben, Formen, Bilder und Szenen eine anregende, aufregende oder beruhigende Wirkung auf den Menschen.

Ziele:

- Stimulierung der visuellen Wahrnehmungsfähigkeit;
- Steigerung der Aufmerksamkeit und der visuellen Konzentration (das was gefordert ist, zu sehen, herauszufiltern und den Rest zurückstellen);
- Förderung des visuellen Gedächtnisses;
- Förderung der Orientierung;
- Erinnerungen und Emotionen wachrufen.

Vorbereitung:

- Auswahl der Materialien/Medien;
- Materialien, die mit der jeweiligen Jahreszeit in Verbindung gebracht werden können, sollten unbedingt berücksichtigt werden
- Vorgehensweise planen;
- großes Bildmaterial und Schriftmaterial verwenden (ggf. vergrößern);
- Tagesgäste zur Teilnahme ermutigen;
- bei Brillenträgern auf eine saubere Brille achten;
- für eine gute Raumbeleuchtung sorgen;
- für eine angenehme Raumtemperatur und frische Raumluft sorgen
- mögliche Störfaktoren schon im Vorfeld ausschalten (z. B. Telefon)
- die Sitzordnung so gestalten, dass alle Teilnehmer das Material gut sehen können;
- Getränke anbieten.

Durchführung:

- Entspannte, lockere Atmosphäre schaffen;
- Gruppenstunde abwechslungsreich gestalten;
- der Gruppenleiter zeigt verschiedene Gegenstände aus dem Alltag (z. B. einen Schlüsselbund, einen Salzstreuer, einen Knopf, etc.) oder die zu einer thematische Einheit gehören (z. B. Gegenstände, die zum Thema »Berufe« oder dem Thema »Holz« passen, etc.) und legt sie dann in die Mitte des Tisches. Diese werden dann gemeinsam betrachtet;
- die Anzahl der Gegenstände sollte der Gruppenleiter dem kognitiven Leistungsvermögen der Gruppe anpassen;
- der Gruppenleiter stellt nun verschiedene Fragen zu den gezeigten Gegenständen (z. B. »*Welche Farbe hat der Gegenstand?*« – »*Welche Form hat der Gegenstand?*« – »*Welche Größe hat der Gegenstand?*« – »*Aus welchem Material besteht der Gegenstand?*« – »*Welchen Nutzen/Verwendung hat der Gegenstand?*« – »*Wie ist die Oberflächenbeschaffenheit?*« etc.);

- anschließend werden die Gegenstände noch einmal nacheinander aufgezählt und dann mit einem Tuch verdeckt;
- die Teilnehmer sollen sich nun daran erinnern, wie viele Gegenstände unter dem Tuch sind, welche Gegenstände unter dem Tuch sind und wie viele Gegenstände die gleiche Form, die gleiche Farbe, die gleiche Oberflächenbeschaffenheit haben und aus demselben Material bestehen;
- der Gruppenleiter kann nun einen oder mehrere Gegenstände verdeckt wegnehmen oder die Anordnung der Gegenstände verändern;
- die Teilnehmer sollen herausfinden, welche Gegenstände fehlen, bzw. wie sich die Anordnung der Gegenstände verändert hat;
- als Variante können auch Gegenstände, die zuvor gemeinsam betrachtet werden, mit Bechern zugedeckt werden. Die Anordnung der Becher wird dann vertauscht und die Teilnehmer sollen herausfinden, unter welchem Becher welcher Gegenstand ist;
- es können auch vom Gruppenleiter verschiedene Gegenstände mit verschiedenen Farben gezeigt werden, die dann von den Teilnehmern zu entsprechenden Wortkarten zugeordnet werden sollen (z. B. Zuordnung von blauen Gegenständen zu der Wortkarte blau);
- der Schwierigkeitsgrad kann verändert werden, indem das Wort blau z. B. in grün geschrieben ist;
- die Gegenstände sollen von den Teilnehmern zu entsprechenden Bildkarten, die auf dem Tisch ausgelegt sind oder zu Oberbegriffen zugeordnet werden (Zuordnung zu Wortkarten, wie z. B. Winter, Haushalt, etc.);
- visuelle Anregung durch das Betrachten von zwei fast gleichen Bildern, wobei beim zweiten Bild ein paar Dinge verändert wurden. Die Teilnehmer sollen die Veränderungen herausfinden;
- visuelle Anregung mit Puzzles (diese können selbst aus entsprechendem Bildmaterial hergestellt werden können);

- visuelle Anregung mit einem Memoryspiel (das Bildmaterial muss gut erkennbar und erwachsenengerecht sein);
- visuelle Anregung mit einem Spiel, das man aus Bildmaterial selbst herstellen kann. Zu einem bestimmten Thema (z. B. Blumen) werden verschiedene Bilder nebeneinander auf einen großen Karton aufgeklebt und entsprechend nummeriert. Vorbereitete Fragen sollen dazu in der Gruppe beantwortet werden (z. B. »Wie viele rote Rosen sind auf dem Bild mit der Nr. 3 zu sehen?« oder »Auf dem Gesamtbild ist noch einmal dasselbe Bild zu finden, wo?« etc.)
- Visuelle Anregung durch das Betrachten von biographischem Bild- und Fotomaterial;
- ggf. Einsatz von Hilfsmitteln (z. B. Lupe);
- Zeit zum Überlegen lassen;
- wenn nötig Hinweise geben;
- einzelne Teilnehmer nicht mit ihren Defiziten konfrontieren (Peinlichkeiten vermeiden);
- Teilnehmer ermutigen und loben;
- Teilnehmer, mit besseren Gedächtnisleistungen, sollten gebeten werden, sich mit der Lösung vorerst zurückzuhalten;
- auf Äußerungen eingehen, Gespräche anregen und führen;
- Über- und Unterforderung vermeiden.

Kombinationsmöglichkeiten:

- Die Gegenstände nicht gleich zeigen, sondern zuerst verdeckt ertasten, fühlen und erraten lassen (siehe hierzu auch den Standard »Taktile Wahrnehmungsförderung«).

Nachbereitung:

- Aufräumen;
- Dokumentation (die Zielformulierungen können als Dokumentationshilfe herangezogen werden);
- Reflexion.

Hinweise:

- Nicht die Zahl der visuellen Eindrücke entscheidet über die Qualität der Wahrnehmung, sondern das konzentrierte und intensive Einlassen darauf.
- Visuelle Anregung und Orientierung sollte auch bei der Gestaltung der Räume Berücksichtigung finden. So kann man die Räumlichkeiten einer Einrichtung mit ansprechenden Farben gestalten und den Tagesgästen das Erkennen mit klaren Farben, Kontrasten und einer guten Beleuchtung erleichtern. Ebenfalls sollte die Dekoration der Jahreszeit entsprechend verändert und angepasst werden und die Räumlichkeiten deutlich gekennzeichnet sein (entsprechendes Bildmaterial wirkt sich unterstützend aus).
- Bei demenziell erkrankten Menschen kann man das Bewusstsein für das eigene Selbst durch das Anbringen von großen Spiegeln in der Tagespflege fördern.

2.7 Gemeinsame Mahlzeiten

Essen und Trinken ist nicht nur lebensnotwendig, es erhöht auch die Lebensqualität und -freude.
Gemeinsame Mahlzeiten ermöglichen zudem Kontakt, Kommunikation und Geselligkeit.

Ziele:

- Ausgewogene Ernährung (Vitamine, Mineralstoffe, Ballaststoffe);
- Genuss und Freude am Essen;
- Raum für Gemeinschaft und Gespräche untereinander;
- Erhalt und Förderung von alltagspraktischen Fähigkeiten und Fertigkeiten und der damit verbundenen Selbstständigkeit und Unabhängigkeit;

- Tagesstrukturierung (die Mahlzeiten teilen den Tag ein);
- Förderung der zeitlichen und situativen Orientierung;
- Förderung der Entscheidungsfähigkeit.

Vorbereitung:

- Die Tagesgäste in die Vorbereitungen möglichst mit einbeziehen (z. B. beim Frühstück den Kaffee/Tee gemeinsam kochen, den Brotkorb richten, das Besteck und Geschirr abzählen, den Tisch decken, etc.);
- den Tisch ansprechend gestalten, z. B. mit Blumen und Kerzen
- die Anordnung des Geschirrs und Bestecks auf Rechts- und Linkshänder ausrichten (bei Rechtshändern das Besteck und Trinkgefäß auf die rechte Seite legen/stellen, bei Linkshändern auf die linke Seite);
- bei wahrnehmungsgestörten und seheeinträchtigten Tagesgästen ist es sinnvoll Kontraste herzustellen (z. B. zu einem weißem Tischtuch nicht weißes, sondern buntes Geschirr decken);
- »gesunde« Verhältnisse schaffen (z. B. den Tagesgast vom Rollstuhl in einen Stuhl umsetzen und anstatt einer Umhängeserviette das Anziehen einer Küchenschürze anbieten);
- bei der Sitzordnung darauf achten, dass die Tagesgäste immer am gleichen Platz sitzen (Sitzplan erstellen);
- notwendige Hilfsmittel bereitlegen;
- die einzunehmenden Medikamente der Tagesgäste bereitstellen;
- für frische Luft und eine angenehme Raumtemperatur sorgen.

Durchführung:

- Wunsch nach einem Tischgebet berücksichtigen;

- angenehme, gemütliche (»häusliche«) Atmosphäre schaffen;
- auf Wunsch Musik im Hintergrund laufen lassen (die Lautstärke so regulieren, dass Unterhaltungen noch möglich sind);
- jeder Mitarbeiter ist für verschiedene Tagesgäste zuständig (Bezugspflege);
- bei eingeschränktem Sehvermögen Informationen über die Anordnung des Geschirrs, des Bestecks und des Trinkgefäßes geben;
- bei wahrnehmungsgestörten Tagesgästen die Speisen/Zutaten benennen und zeigen;
- die Tagesgäste auffordern, die Speisen/Zutaten selber auszuwählen;
- Eintönigkeit im Speisenangebot vermeiden (Wünsche möglichst berücksichtigen);
- auf eine physiologisch richtige Sitzhaltung achten;
- Gewohnheiten berücksichtigen;
- auf Vorlieben und Abneigungen achten;
- notwendige Hilfe und Unterstützung bei der Auswahl und bei der Zubereitung der Mahlzeit geben;
- wenn Hilfeleistung beim Zubereiten des Frühstücks notwendig ist, darauf achten, dass große Stücke manchmal besser zu greifen sind als kleine;
- bei appetitlosen Tagesgästen nur kleine Portionen richten, große Portionen wirken unbezwingbar;
- auf eine appetitliche Zubereitung achten (»Das Auge isst mit«);
- auf warmes Essen achten, evtl. zwischendurch aufwärmen;
- Mahlzeiten möglichst gemeinsam einnehmen (Tagesgäste und Mitarbeiter);
- Gespräche anregen und führen (biografischer Ansatz);
- Notwendige Unterstützung und Hilfe beim Essen geben (den Umgang mit dem Besteck üben, Bewegungsabläufe anbahnen/die Hand zum Mund führen);
- Zeit beim Essen lassen;
- individueller Einsatz von Hilfsmitteln (z. B. Schnabelbecher, Strohhalm, Warm-

halteteller, Tellerrand, rutschfeste Unterlage, Saugfuß für Eierbecher, spezielles Besteck für Schlaganfallpatienten, Griffvergrößerungen für Tagesgäste mit einer Polyarthroseerkrankung, etc.);
- die Tagesgäste immer wieder zum Trinken anhalten (über die Wichtigkeit einer ausreichenden Flüssigkeitszufuhr informieren);
- Getränke stets in Reichweite stellen;
- Medikamenteneinnahme (überwachen).

Nachbereitung:

- Die Tagesgäste bei den Nachbereitungen möglichst mit einbeziehen (z. B. den Tisch gemeinsam abräumen, das Geschirr spülen/abtrocknen, aufräumen);
- bei Bedarf Mundpflege durchführen (Mund ausspülen, Zahnprothese reinigen) und notwendige Hilfe und Unterstützung dabei geben;
- Dokumentation des Trink- und Essverhaltens (die Zielformulierungen können ebenfalls als Dokumentationshilfe herangezogen werden);
- ggf. Flüssigkeitszufuhr bilanzieren;
- einmal wöchentlich Körpergewicht feststellen und dokumentieren;
- bei Bedarf Tagesgäste und Angehörige in Ernährungsfragen beraten;
- bei Bedarf Tagesgäste und Angehörige über Hilfsmittel informieren und beraten.

Hinweise:
- Diätvorschriften berücksichtigen!

2.8 Koch- und Backgruppe

Beim Kochen, Backen und ganz allgemein bei der Küchenarbeit, kann man unmittelbar an die Biografie, vor allem der weiblichen Tagesgäste anknüpfen, weil der Lebensalltag der meisten Frauen früher stark von hauswirtschaftlichen Arbeiten geprägt war, und diese Tätigkeiten routiniert von der Hand gingen. Gerade auch bei Tagesgästen, die demenziell erkrankt sind, bietet dieses Aktivierungsangebot die Möglichkeit, viele Sinne anzusprechen, Erinnerungen wachzurufen und »schlummernde« Fähigkeiten und Fertigkeiten zu reaktivieren.

Ziele:
- Kompetenzerhaltung und -förderung im hauswirtschaftlichen Bereich;
- Wachrufen von Erinnerungen, Aktivierung des Altzeitgedächtnisses;
- Raum für Gemeinschaft, Kontakt und Kommunikation;
- Selbstbestätigung (Stärkung des Selbstvertrauens);
- Orientierungshilfe im Tagesablauf (Tagesstrukturierung);
- Sinnes- und Wahrnehmungsförderung;
- Erhalt und Förderung feinmotorischer Fähigkeiten (Hand- und Fingergeschicklichkeit);
- Förderung der visuomotorischen Koordination.

Vorbereitung:

- Tagesgäste zur Teilnahme motivieren;
- Rezeptauswahl (Wünsche und Vorschläge der Tagesgäste berücksichtigen);
- Diätvorschriften berücksichtigen;
- Erforderliche Zutaten (gemeinsam) im voraus einkaufen;
- Arbeitsplatz vorbereiten (genügend Platz zum Arbeiten einplanen)
- notwendige Küchengeräte und Lebensmittel (gemeinsam) bereitstellen;
- ggf. Hilfsmittel bereitlegen;
- Für eine angenehme Raumtemperatur, frische Raumluft und gute Lichtverhältnisse sorgen;
- mögliche Störfaktoren schon im Vorfeld ausschalten (z. B. Telefon);
- Getränke anbieten.

Durchführung:

- Angenehme, lockere Atmosphäre schaffen;
- Hände waschen und Küchenschürze umbinden (notwendige Hilfestellung geben);

- Rezept vorlesen bzw. lesen lassen und die Arbeitsschritte gemeinsam planen und besprechen;
- Aufgabenverteilung, dabei individuelle Fähigkeiten, Fertigkeiten und Wünsche berücksichtigen;
- Hygienevorschriften bei der Zubereitung beachten;
- Hilfe und Unterstützung geben, wenn diese notwendig ist (so aktiv wie nötig und so passiv wie möglich);
- um die Symmetrie und Koordination zwischen beiden Körperhälften zu fördern, sollte der gelähmte Arm bei Schlaganfallpatienten soweit wie möglich mit eingesetzt werden (z. B. mit der betroffenen Hand etwas halten und mit der anderen Hand etwas schneiden);
- Einsatz von Hilfsmitteln (z. B. Schneidebrett für Schlaganfallpatienten, Griffvergrößerungen bei Polyarthroseerkrankungen, etc.);
- Verletzungen vorbeugen (zur Vorsicht im Umgang mit dem Hobel, mit Messern, mit heißem Wasser, etc. mahnen);
- Verbandsmaterial in greifbarer Nähe bereithalten;
- Gespräche führen und anregen (biografischer Ansatz);
- Sinnes- und Wahrnehmungsübungen in den Arbeitsverlauf mit einbinden;
- Lob und Anerkennung aussprechen.

Nachbereitung:

- Gemeinsam das Geschirr spülen, abtrocknen und den Arbeitsplatz aufräumen;
- gemeinsam den Tisch decken;
- Dokumentation (die Zielformulierungen können als Dokumentationshilfe herangezogen werden);
- Reflexion.

Hinweise:

- Empfehlenswert ist, die Aktivität mit einer Kleingruppe durchzuführen, damit man individuell auf die einzelnen Tagesgäste eingehen kann.

2.9 Zeitungsgruppe

In der Zeitungsgruppe haben die Tagesgäste die Möglichkeit aktuelle Ereignisse aus verschiedenen Bereichen (z. B. aus dem Bereich der Politik, der Wirtschaft und der Region) zu erfahren und sich darüber auszutauschen. Dieses morgendliche Beschäftigungsangebot knüpft häufig auch an frühere Gewohnheiten an und dient somit auch der Tagesstrukturierung.

Ziele:

- Interesse an aktuellen Ereignissen erhalten/wecken;
- Möglichkeit zur Diskussion, zum Austausch und zum Gespräch
- Erinnerungen wachrufen (biographischer Ansatz);
- Förderung/Erhalt kognitiver Fähigkeiten:
- der Sprache und des Denkens,
- der Konzentration und der Aufmerksamkeit ,
- der Ausdauer und der Belastbarkeit,
- des Neu- und Altzeitgedächtnisses.

Vorbereitung:

- Auswahl der Tageszeitung und der vorzulesenden Artikel (ggf. markieren);
- Vorlieben der Tagesgäste bei der Auswahl berücksichtigen (z. B. Regionalteil, Todesanzeigen,etc.);
- Tagesgäste zur Teilnahme motivieren;
- für eine angenehme Raumtemperatur und frische Raumluft sorgen
- die Anordnung der Tische und Stühle so wählen, dass alle Tagesgäste Blickkontakt zueinander haben (eventuell Sitzkreis);
- Tagesgäste mit eingeschränktem Hörvermögen nahe zum Gruppenleiter setzen;
- für eine bequeme Sitzmöglichkeit sorgen;
- Getränke und Zwischenmahlzeiten (z. B. Obst) anbieten;
- mögliche Störfaktoren schon im Vorfeld ausschalten (z. B. Radio, Telefon).

Durchführung:

- Angenehme, lockere Atmosphäre schaffen;
- Beginn mit der Frage nach dem Wochentag und dem Datum (als zusätzliche Orientierungshilfe kann der Gruppenleiter gemeinsam mit einem Tagesgast das Kalenderblatt vom Vortag abreißen und den Tagesspruch lesen);
- als Einstieg bietet sich an, dass der Gruppenleiter die Themen der Woche kurz zusammenfasst;
- nur kurze Passagen aus den ausgewählten Zeitungsartikeln vorlesen, zu bevorzugen ist eher ein »Erzählstil« (einen umfangreichen Artikel ganz vorzulesen, würde die Auffassungsgabe der Teilnehmer meistens überfordern);
- verschiedene Anzeigen in den Ablauf integrieren (z. B. bei Angeboten von Lebensmittelmärkten Preisvergleiche zu früher anstellen);
- die Artikel (sehr) langsam vorlesen;
- etwas lauter als gewöhnlich sprechen;
- auf eine deutliche Aussprache achten;
- immer wieder Blickkontakt herstellen;
- ggf. Fotos zu den Artikeln zeigen;
- zu Gesprächen anregen, Erinnerungen wachrufen, Vergleiche zu früheren Zeiten anstellen (biographischer Ansatz);
- auf Beiträge eingehen;
- zurückhaltende Teilnehmer in die Gespräche miteinbeziehen;
- Teilnehmer, die demenziell erkrankt sind, immer mit ihrem Namen ansprechen, damit sie wissen, wer gemeint ist;
- Teilnehmer mit Wahrnehmungsstörungen nicht von der Seite, sondern von vorne ansprechen (verstärkend wirken Mimik und Gestik);
- um Teilnehmer mit kognitiven Defiziten nicht vor den anderen bloßzustellen, möglichst Fragen vermeiden, die sie nicht beantworten können;
- zwischendurch die Teilnehmer immer wieder zum Trinken anregen.

Nachbereitung:

- Aufräumen;

- Dokumentation (die Zielformulierungen können als Dokumentationshilfe herangezogen werden);
- Reflexion.

Hinweise:

- Um die Konzentrationsfähigkeit und die Ausdauer der Teilnehmer nicht zu überfordern, sollte das Angebot den Zeitraum von einer dreiviertel Stunde nicht überschreiten.
- Um akustischen Verständigungsschwierigkeiten entgegenzuwirken und um ein Eingehen auf einzelne, vor allem auch demenziell erkrankte Teilnehmer zu gewährleisten, sollte dieses Beschäftigungsangebot möglichst in Kleingruppen durchgeführt werden.

2.10 Lesegruppe

Die Lesegruppe bietet orientierten Tagesgästen die Möglichkeit sich mit Literatur zu beschäftigen und sich mit anderen gedanklich auszutauschen. Somit werden mit diesem Angebot, bei dem Erzählungen, Gedichte, Biografien, etc. zu einem ausgewählten Thema (vor)gelesen werden, Gefühle wie Verstand gleichermaßen angesprochen.

Ziele:

- Interesse an Literatur erhalten, vertiefen oder wecken;
- Hilfe im Alltag (Möglichkeit, das eigene Verhalten in verschiedenen Lebenssituationen zu reflektieren);
- Förderung der Konzentration und der Ausdauerfähigkeit;
- Aktivierung des Neu- und Altzeitgedächtnisses;
- Erweiterung der Kommunikationsfähigkeit;
- Möglichkeit zur Diskussion, zum Austausch und zum Gespräch.

Vorbereitung:

- Auswahl des Themas und der Texte;
- Tagesgäste zur Teilnahme motivieren;
- für eine angenehme Raumtemperatur und frische Raumluft sorgen;
- die Anordnung der Tische und Stühle so wählen, dass alle Teilnehmer Blickkontakt zueinander haben (eventuell Sitzkreis);
- Teilnehmer mit eingeschränktem Hörvermögen nahe zum Gruppenleiter setzen;
- gemütliche Atmosphäre schaffen (z. B. mit einem ansprechend gedecktem Tisch);
- Getränke anbieten;
- ggf. Texte verteilen (für Teilnehmer mit eingeschränktem Sehvermögen Texte im Großdruck verwenden);
- mögliche Störfaktoren im Vorfeld ausschalten (z. B. Radio, Telefon).

Durchführung:

- Einführung in das Thema (eventuell ein themenbezogenes Lied zum Einstieg wählen);
- Interesse durch anschauliches Material/Photos zum Thema wecken;
- die Texte (sehr) langsam vorlesen;
- auf eine deutliche Aussprache achten;
- etwas lauter als gewöhnlich sprechen;
- Textaussage durch richtige Betonung unterstreichen;
- Sprechmelodie dem Stimmungsinhalt des Textes anpassen (z. B. ernst, heiter, traurig);
- wörtliche Reden dem Charakter entsprechend stimmlich interpretieren;
- den Text mit passender Mimik und Gestik unterstreichen;
- auf Blickkontakt achten;
- ggf. Rückfragen, ob der Inhalt verstanden wurde;
- die verwendeten Texte als Ausgangsbasis nehmen, um Gespräche anzuregen;
- die Fragen des Gruppenleiters sollten sich an den Biografien der Teilnehmer orientieren (biografischer Ansatz);
- indirekte und offene Fragen stellen;
- Direkte Fragen sollten gemäßigt eingesetzt werden, weil sie vom Charakter her eher einschränkend sind und nicht unbedingt zu weiteren Äußerungen auffordern;
- Suggestivfragen, die dem Teilnehmer eine bestimmte Antwort nahe legen, sollten möglichst vermieden werden;
- auf Gefühlsäußerungen und Meinungen eingehen;
- zurückhaltende Teilnehmer ermutigen, sich im Gespräch einzubringen;
- der Gruppenleiter muss den möglichen Verlauf in der Gesprächsführung vor Augen haben und trotzdem aber Flexibilität zeigen (bei zu großen Abschweifungen zum Thema zurückführen);
- Wünsche für weitere Themen erfragen.

Nachbereitung:

- Aufräumen;
- Dokumentation (die Zielformulierungen können als Dokumentationshilfe herangezogen werden);
- Reflexion.

Hinweise:

- Die ausgewählten Texte sollten vom Umfang nicht zu lang sein und einen Bezug zu Lebenssituationen und Erfahrungen der Teilnehmer haben.
- Selbst wenn dem Vorlesenden das Sprechtempo möglicherweise als zu langsam erscheint, ist es in der Regel für den Zuhörer gerade richtig, damit er dem Text folgen und ihn inhaltlich verstehen kann.
- Um den roten Faden nicht zu verlieren, ist es hilfreich, wenn sich der Gruppenleiter Stichwörter macht (Merkhilfen).
- Um die Ausdauer und Konzentrationsfähigkeit der Teilnehmer nicht zu überfordern, sollte das Angebot den Zeitraum von einer Stunde nicht überschreiten.

- Kleinere Gruppengrößen fördern eher die Gesprächsbereitschaft.
- Bei der Literaturauswahl können neben Erzählungen und Gedichten auch Lebensbiografien von älteren Menschen verwendet werden oder Zeitungen von früher, die in Bibliotheken erhältlich sind.

Literaturtipp:

- »Lesen und Erzählen« von Heinz-Joachim Büker und Margret Schumacher, Vincentz-Verlag, Hannover.

2.11 Gedächtnistraining

Gedächtnisleistungen spielen bei der Aufrechterhaltung sozialer Kontakte, in der Alltagsbewältigung und im subjektiven Erleben von Kompetenz und Unabhängigkeit eine wichtige Rolle.

Im Alter ist vor allem die Aufnahme und die Verarbeitung von Informationen und das Reagieren auf neue Anforderungen erschwert und verlangsamt. Mit dem Aktivierungsangebot »Gedächtnistraining« soll auf spielerische Art und Weise einem kognitiven Leistungsabbau entgegengewirkt bzw. die kognitiven Leistungen verbessert werden.

Ziele:

- Anregung des Altgedächtnisses (Erinnerungen wachrufen);
- Steigerung der Merkfähigkeit, der Aufmerksamkeit, der Konzentration und der Ausdauer;
- Erhalt und Förderung kognitiver Leistungen (logisches Denkvermögen, Beurteilungsgabe, Entscheidungsfähigkeit und Reproduktion);
- Aktivierung des Wortschatzes;
- Sinnes- und Wahrnehmungsförderung.

Vorbereitung:

- Thema auswählen (jahreszeitlich orientiert und an frühere Erfahrungen und Interessen der Tagesgäste anknüpfend)
- Ideen- und Materialsammlung;
- Gruppenstunde ausarbeiten und gründlich vorbereiten (grobes Ablaufschema planen);
- Material und Medien bereitstellen;
- bei schriftlichen Übungen Texte im Großdruck vorbereiten;
- Tagesgäste zur Teilnahme motivieren;
- Tageszeit berücksichtigen (Konzentrationstief nach Mahlzeiten)
- für frische Raumluft und angenehme Raumtemperatur sorgen;
- mögliche Störfaktoren schon im Vorfeld ausschalten (z. B. Telefon);
- Tagesgäste mit eingeschränktem Hörvermögen nahe zum Gruppenleiter setzen;
- Getränke anbieten.

Durchführung:

- Spielerische und humorvolle Atmosphäre schaffen;
- Auf Blickkontakt achten;
- Gruppenstunde abwechslungsreich gestalten;
- Über- und Unterforderung vermeiden;
- die Übungen sollen Spaß machen (Leistungsdruck und Schulcharakter vermeiden);
- Ängste und Hemmungen abbauen (wiederholt darauf hinweisen, dass nicht die korrekte Ausführung der Aufgabe entscheidend ist, sondern der Versuch sie zu bewältigen);
- Teilnehmer- und themenorientiert arbeiten (flexibel sein, Abweichungen zulassen, jedoch wieder zum Thema zurückführen);
- auf den einzelnen eingehen und gleichzeitig aber auch die Gruppe im Auge behalten;
- Pausen und Entspannungsphasen einlegen (Balance zwischen Anspannung und Entspannung);

- zurückgezogene Teilnehmer miteinbeziehen;
- Teilnehmer mit besseren kognitiven Leistungen ggf. etwas zurücknehmen;
- Hilfestellung bei der gesuchten Antwort geben;
- gezielter Einsatz von Medien (z. B. Flip-Chart, Diaprojektor, Kassettenrekorder);
- beim Einsatz von Bildmaterial, ggf. Hilfsmittel (Lupe) einsetzen;
- Schriftliche und mündliche Übungen, dabei die Übungen am besten durch Beispiele erklären (Methode auf die jeweilige Gruppe abstimmen);
- Fragen zum Thema (biografischer Ansatz);
- Wissensfragen;
- Such- und Zuordnungsübungen;
- Sinnes- und Wahrnehmungsübungen;
- Pantomime (durch pantomimische Darstellungen sollen Tätigkeiten erraten werden);
- Übungen, bei denen Gegensätze, Unterschiede oder Oberbegriffe gefunden werden sollen;
- Liederraten (auf Wunsch gemeinsam singen);
- Rätselraten (durch verschlüsselte Hinweise soll ein Begriff, eine Tätigkeit oder eine Person gefunden werden, der Schwierigkeitsgrad kann dabei variabel gestaltet werden);
- Sprichwörter und Redewendungen (sollen durch Umschreibungen herausgefunden oder ergänzt werden);
- Puzzles (können selbst aus passendem Bildmaterial hergestellt werden);
- Anagramme (hilfreich können dabei Karten mit Großbuchstaben sein);
- Geschichten und Gedichte (eignen sich gut für den Einstieg oder den Schlussteil);
- Bewegungselemente mit einbinden.

Nachbereitung:

- Aufräumen;
- Dokumentation (die Zielformulierungen können als Dokumentationshilfe herangezogen werden);
- Reflexion.

Hinweise:

- Zwei Gruppenleiter helfen, die Aktivierung erfolgreicher zu gestalten (man kann sich intensiver um einzelne Teilnehmer kümmern).
- Um die Konzentrationsfähigkeit und die Ausdauer der Tagesgäste nicht zu überfordern, sollte das Angebot den Zeitraum von einer Stunde nicht überschreiten.

Literaturtipps:

- »Gedächtnistraining für denkungewohnte Gruppen« (Arbeitsmappe 1 mit 15 Stundenentwürfen)
  Zu beziehen über:
  Bundesverband Gedächtnistraining
  Zum Appelhof 1
  51570 Windeck-Herchen
- »Spaß haben« von Elfi Höfmann, Vincentz-Verlag, Hannover.

2.12 Bewegungstraining

Bewegung und Aktivität ist ein Wesensmerkmal des Menschen. Wie wichtig es ist, das Angebot »Bewegungstraining« regelmäßig in den Wochenablauf zu integrieren, wird deutlich, wenn man sich vor Augen führt, welche elementaren Auswirkungen eine eingeschränkte Bewegungsfähigkeit auf die Selbstständigkeit eines Menschen hat, und wie zudem Bewegungsmangel schnell zu zahlreichen Komplikationen und Folgeerscheinungen führen kann, wie z. B. zu einer depressiven Verstimmung, zu Appetitlosigkeit, Obstipation, Thrombose, etc.

Ziele:

Erhalt und Förderung:
- der allgemeinen Gelenkbeweglichkeit, der Muskelkraft, der Elastizität der Muskeln, Sehnen und Bänder,

- der Fein- und Grobmotorik,
- der Koordination, Reaktion, Konzentration und der Ausdauerfähigkeit;
- Verbesserung der Herz- Kreislauffunktion, der Atmung und der Stoffwechseltätigkeit;
- Steigerung des physischen und psychischen Wohlbefindens;
- Wahrnehmungsförderung (vor allem der Körperwahrnehmung);
- Reduzierung von psychomotorischer Unruhe.

Vorbereitung:

- Gruppenstunde vorbereiten (Einleitung, Hauptteil, Schlussteil);
- Auswahl geeigneter Übungen (Fähigkeiten, Probleme und Leistungsvermögen der Teilnehmer berücksichtigen);
- ggf. Auswahl geeigneter Musik;
- ggf. Auswahl geeigneter Handgeräte (z. B. Bohnensäckchen, Bälle, Luftballone, Zauberschnur, Zeitungsrollen);
- Tagesgäste zur Teilnahme motivieren;
- Berücksichtigung der momentanen gesundheitlichen Situation einzelner Teilnehmer;
- Material bereitlegen (z. B. Handgeräte, Spielmaterial, Kassettenrekorder, Musikkassette);
- die Stühle im Kreis oder Halbkreis anordnen (möglichst Stühle ohne Armlehnen verwenden, ausreichenden Freiraum zum Bewegen einplanen);
- für frische Raumluft und eine angenehme Raumtemperatur sorgen
- mögliche Störfaktoren schon im Vorfeld ausschalten (z. B. Telefon).

Durchführung:

- Für eine lockere und entspannte Atmosphäre sorgen (Leistungsdruck vermeiden);
- der Gruppenleiter muss seinen Sitzplatz so wählen, dass er für alle gut zu sehen ist und der Blickkontakt nicht gestört ist;
- auf eine physiologisch richtige Sitzhaltung achten, ggf. zwischendurch immer wieder korrigieren:
- einzelne Übungen deutlich vormachen,
- einfache und verständliche Anweisungen geben (unterstützend wirken rhythmische Anweisungen, wie links/rechts),
- Wirkungen der Übungen erklären;
- zu Beginn aufwärmen (Lockerungsübungen);
- nach Kräftigungs- und Dehnungsübungen Lockerungsübungen durchführen;
- die Übungen anfangs so einfach wählen, dass sie gleich beherrscht werden;
- Verletzungsgefahren vorbeugen (ruckartige Bewegungen, Kopfkreisen, Überstreckung der Halswirbelsäule und schnelles Rumpfbeugen vermeiden):
- die Teilnehmer darauf hinweisen, die Übungen langsam durchzuführen (Tempo steuern),
- Hektik vermeiden, nicht zu schnell von Übung zu Übung überwechseln,
- wiederholter Hinweis auf die individuelle Schmerzgrenze und ihre Einhaltung (einzelne Teilnehmer ggf. »bremsen«),
- die Teilnehmer darauf hinweisen, dass der Atem nicht angehalten wird (Pressatmung vermeiden),
- die entsprechenden Teilnehmer bei Übungen pausieren lassen, wenn diese bei einem bestimmten Krankheitsbild contraindiziert sind,
- bei Schlaganfallpatienten die betroffene Seite so weit wie möglich miteinbeziehen (ist eine Bewegung mit der betroffenen Seite nicht möglich, so macht es auch Sinn, sich die Ausführung der Bewegung vorzustellen),
- Überkreuzübungen mit einflechten (sprechen beide Gehirnhälften an),
- Übungen, welche die Beckenbodenmuskulatur kräftigen und auch im Sitzen durchführbar sind, sollten mit einbezogen werden,
- die Teilnehmer genau beobachten,
- Pathologische Bewegungsabläufe korrigieren;

- der Gruppenleiter sollte (vor allem bei heterogenen Gruppen) eher sparsam bei der Korrektur einzelner Teilnehmer sein, besser ist es, den Bewegungsablauf nochmals der ganzen Gruppe zu erklären. Somit wird vermieden, dass sich einzelne Teilnehmer beschämt fühlen, und das Gefühl aufkommt mit der Gruppe nicht mithalten zu können;
- manuelle Unterstützung geben (Bewegung führen), wenn es einzelnen Teilnehmern schwer fällt die Übungen kognitiv umzusetzen:
- Bewegungsideen der Teilnehmer aufnehmen,
- während des Übens immer wieder zu großen Bewegungsabläufen anregen;
- für ausreichend Ruhepausen sorgen;
- Vermeidung von Über- und Unterforderung:
- Teilnehmer ermutigen und loben (auch schon bei kleinen Erfolgen);
- Gruppenstunde abwechslungsreich gestalten (Atemübungen, Geschicklichkeits- und Reaktionsspiele, Elemente aus dem Gedächtnistraining, Bewegungslieder, wie z. B. »Ein kleiner Matrose« etc. mit einflechten);
- flexibel sein (Ablauf der Gruppenstunde ggf. verändern);
- nicht so stark funktionell orientiert, sondern eher erlebnisorientiert arbeiten;
- Gruppenstunde nicht »überladen« (weniger ist meistens mehr);
- um Stürze zu vermeiden und dem Aufkommen von Unruhe entgegenzuwirken, sollten heruntergefallene Handgeräte nicht von den Teilnehmern, sondern vom Gruppenleiter aufgehoben werden
- Musik gezielt einsetzen;
- bei einer Gruppezusammensetzung mit demenziell erkrankten Teilnehmern sollte verstärkt mit dem Medium Musik gearbeitet werden (Musik fördert den Impuls sich zu bewegen);
- Übungen, die einen Namen haben, wie z. B. »Wolle wickeln«, »Fahrrad fahren«, sind für demenziell erkrankte Teilnehmer leichter nachzuvollziehen.

Nachbereitung:

- Den Teilnehmern etwas zu Trinken anbieten;
- Aufräumen;
- Dokumentation (die Zielformulierungen können als Dokumentationshilfe herangezogen werden);
- Reflexion;
- ggf. Rücksprache mit dem Arzt oder mit dem Krankengymnasten (Kontraindikationen).

Hinweise:

- Eine möglichst homogene Gruppenzusammensetzung ist anzustreben (verhindert Über- und Unterforderung einzelner Teilnehmer).
- Damit die Gruppenstunde effektiv gestaltet werden kann und ein Einbeziehen aller Teilnehmer möglich ist, ist es sinnvoll, wenn zwei Mitarbeiter die Gruppe leiten.
- Die Gruppe sollte nicht zu groß sein (ca. 6 bis 12 Teilnehmer)
- Ist eine Gruppenstunde mit demenziell erkrankten Teilnehmern geplant, so sollte die Gruppe noch kleiner sein.
- Nicht die exakte Ausführung einer Übung ist wichtig, sondern, dass überhaupt Bewegung stattfindet. Die Freude an der Bewegung steht im Vordergrund.
- Die Dauer richtet sich nach dem Durchhaltevermögen der Teilnehmer (Richtwert: 20 bis 60 Minuten).
- Der Einsatz von Handgeräten lockert eine Gruppenstunde nicht nur auf, meistens sind die Übungen auch leichter (harmonischer und spontaner) für die Teilnehmer durchzuführen.

2.13 Spaziergänge

Spaziergänge in der Umgebung sollten gerade in den Sommermonaten häufig in den Wochenablauf integriert werden.

Zum einen ist Bewegung ein lebensnotwendiges Grundbedürfnis des Menschen, zum anderen wirken sich Wärme, Licht und frische Luft positiv auf die psychische Befindlichkeit aus.

Ziele:

Bei mobilen und körperlich eingeschränkten Tagesgästen:

- Kontakt zur Außenwelt erhalten/fördern;
- Freude und Interesse an der Natur erhalten, wecken oder vertiefen;
- Aktivierung der Sinnes- und Wahrnehmungsfähigkeit;
- Wachrufen von Erinnerungen;
- Abwechslung im Alltagsgeschehen;
- Förderung der Gemeinschaft und der Gesprächsbereitschaft;
- Steigerung des allgemeinen Wohlbefindens;
- Ablenkung von Sorgen, innerer Unruhe und Schmerzen;
- Verbesserung/Wiederherstellung des eigenen Körpergefühls;
- Förderung der zeitlichen und örtlichen Orientierung (Jahreszeit/Umgebung).

Bei mobilen Tagesgästen:

- Förderung der allgemeinen Beweglichkeit;
- Anregung und Stabilisierung der Herz- Kreislauftätigkeit;
- Verbesserung der Atemfunktion;
- Anregung des Appetits und der Darmtätigkeit ;
- Förderung des venösen Rückstroms;
- Abbau von psychomotorischer Unruhe.

Vorbereitung:

- (Ehrenamtliche Helfer ansprechen);
- Tagesgäste zur Teilnahme motivieren;
- Wegstrecke gemeinsam mit den Tagesgästen aussuchen (Informationen über

verschiedene Möglichkeiten und über die Dauer einzelner Wegstrecken geben);
- bei der Auswahl darauf achten, dass Ruhebänke auf der Wegstrecke vorhanden sind, und dass die Sicherheit der Tagesgäste gewährleistet ist (Situation des Straßenverkehrs und die Wegbeschaffenheit berücksichtigen);
- Organisation von Gehstöcken, Rollatoren und Rollstühlen;
- Rollstühle prüfen (Luft, Bremsen);
- notwendige Unterstützung und Hilfe bei Toilettengängen;
- auf witterungsgerechte Kleidung und gutes Schuhwerk achten;
- notwendige Unterstützung und Hilfe beim Anziehen von Mänteln, Hüten etc.;
- notwendige Unterstützung und Hilfe beim Einsteigen in den Rollstuhl;
- Mobiltelefon mitnehmen (Rufmöglichkeit für den Notfall);
- bei Bedarf Schirme/Sonnenschutzcreme mitnehmen;
- ggf. ein Buch, mit dessen Hilfe sich Blumen bestimmen lassen, mitnehmen.

Durchführung:

- Individuelle Einzelbetreuung (eventuell Unterstützung durch ehrenamtliche Helfer);
- Gespräche anregen und führen (z. B. über die Jahreszeit, über das Dorfgeschehen, über die Biografie);
- auf das Wetter, die Tageszeit/Jahreszeit und auf Besonderheiten aufmerksam machen;
- Teilnehmer, die in ihrem Hörvermögen eingeschränkt sind, auf herannahende Autos aufmerksam machen;
- Teilnehmer, die in ihrem Sehvermögen eingeschränkt sind, Informationen über die Beschaffenheit des Weges geben
- Sturzgefährdete Teilnehmer besonders im Auge behalten (ggf. »unterhaken«);
- Ruhepausen einlegen;
- Teilnehmer, die auf die Benutzung eines Rollstuhls angewiesen sind, wenn mög-

lich immer wieder kleinere Gehstrecken gehen lassen (notwendige Hilfe und Unterstützung geben);
- auf Wunsch Lieder singen (z. B. Wanderlieder);
- gemeinsame Beobachtung der Natur (z. B. Blumen zeigen und bestimmen);
- (Begleitung und Unterstützung der ehrenamtlichen Helfer).

Nachbereitung:

- Notwendige Unterstützung und Hilfe beim Ausziehen der Kleidung;
- notwendige Unterstützung und Hilfe beim Aussteigen aus dem Rollstuhl;
- Hilfsmittel aufräumen;
- den Teilnehmern etwas zu Trinken anbieten;
- Dokumentation (die Zielformulierungen können als Dokumentationshilfe herangezogen werden);
- Reflexion.

Hinweise:

- Die Gruppengröße richtet sich nach der Zahl der Betreuungspersonen.

2.14 Miteinander spielen

Ob zu zweit oder in der Gemeinschaft, miteinander zu spielen ist kein nutzloser Zeitvertreib, sondern bedeutet Anregung auf seelischer, geistiger und körperliche Ebene. Bei dem Angebot verschiedener Spiele (Würfel- und Brettspiele, Unterhaltungsspiele, Denk- und Ratespiele) gibt es eine Anzahl von Spielen, die vielen älteren Menschen vertraut sind, und die sie gerne spielen.

Ziele:

- Freude und Spaß;
- Möglichkeit, Gemeinschaft zu erleben/Raum für Kontakt und Kommunikation;
- Ablenkung und Entspannung;

- Anregung verschiedener Gedächtnisfunktionen (Konzentration, Aufmerksamkeit, Merkfähigkeit, Denken);
- Förderung der Ausdauerfähigkeit;
- visuelle und taktile Wahrnehmungsförderung;
- Erhalt und Förderung feinmotorischer Fähigkeiten (Hand- und Fingergeschicklichkeit, visuomotorische Koordination);
- Selbstbestätigung (etwas riskieren, sich zutrauen, Erfolg haben);
- Geduld mit sich und anderen üben, Rücksicht nehmen;
- Regeln und Grenzen akzeptieren lernen (»verlieren können«).

Vorbereitung:

- Auswahl geeigneter (seniorengerechter!) Spiele;
- an frühere Spielerfahrungen anknüpfen, Wünsche berücksichtigen;
- Fähigkeiten und Möglichkeiten der einzelnen Teilnehmer bei der Spielauswahl berücksichtigen;
- Spielmittel bei Bedarf selber vergrößern (z. B. die Spielsteine);
- Tagesgäste an der Teilnahme motivieren (auch das Zuschauen kann Freude machen);
- für eine angenehme Raumtemperatur und frische Raumluft sorgen;
- für eine bequeme Sitzmöglichkeit sorgen;
- Getränke anbieten;
- mögliche Störfaktoren schon im Vorfeld ausschalten (z. B. Radio, Telefon).

Durchführung:

- Angenehme, entspannte Atmosphäre schaffen;
- unbekannte Spielregeln während des Probelaufs erklären (nicht zu viele Informationen auf einmal geben);
- Spielregeln abwandeln, wenn sie zu kompliziert sind;

- vergrößerte Spielmittel einsetzen (z. B. Großbrettspiele, große Spielsteine/Würfel/Karten/Bildmotive/Spielunterlage);
- ggf. Hilfsmittel einsetzen (z. B. Spielkartenhalter, Kartenmischmaschine);
- zur ausgewählten Farbe des Spielsteines eine Karte mit derselben Farbe vor den Teilnehmer legen (Merkhilfe bei einer größeren Gruppe);
- individuelle Unterstützung und Hilfe durch den Spielleiter;
- peinliche Situationen für den einzelnen vermeiden;
- bei Schlaganfallpatienten die betroffene Seite so weit wie möglich miteinbeziehen (z. B. Würfel über die betroffenen Seite weitergeben)
- Über- und Unterforderung vermeiden (nicht zu lange und nicht zu oft das Gleiche spielen);
- Spielverlauf kommentieren, Mut machen, loben;
- bei Spielen mit Wettkampfcharakter Gewinne einsetzen (motivationsfördernd).

Nachbereitung:

- Aufräumen;
- Dokumentation (die Zielformulierungen können als Dokumentationshilfe herangezogen werden);
- Reflexion.

2.15 Kreatives Gestalten

Ob Holz-, Leder-, Stoff-, Woll-, oder Flechtarbeiten, ob Seidenmalen, Stempeldruck, plastisches Gestalten mit Ton oder Pappmache, es gibt viele Möglichkeiten etwas in Einzelarbeiten oder in einer Gemeinschaftsarbeit herzustellen. Wichtig dabei ist, Tätigkeiten auszuwählen, die ansprechend sind und deren Nutzen erkennbar ist (z. B. jahreszeitliche Dekoration, Glückwunschkarten, Geschenk für das Enkelkind, etc.).

Ziele:

- Freude am Gestalten;
- Förderung von Aktivität;
- Entwicklung von Kreativität und Phantasie;
- Vermittlung von Erfolgserlebnissen (Selbstbestätigung);
- Erhaltung und Förderung von vorhandenen Fähigkeiten und Fertigkeiten;
- Förderung der Konzentration und der Ausdauer, des gezielten Handelns und der Entscheidungsfähigkeit;
- Anregung der taktilen und visuellen Wahrnehmungsfähigkeit;
- Erhalt und Förderung von motorischen Fähigkeiten, vor allem der Hand- und Fingergeschicklichkeit;
- Förderung der visuomotorischen Koordination;
- Entwicklung von Gemeinschaftsgefühl und Sozialverhalten.

Vorbereitung:

- Auswahl der Tätigkeit (Jahreszeit, Neigungen und Möglichkeiten der Teilnehmer berücksichtigen);
- gute Kenntnisse über die verschiedenen Krankheitsbilder der Teilnehmer (Kontraindikationen beachten);
- Planung des zeitlichen Rahmens (man kann auch über einen längeren Zeitraum an etwas arbeiten);
- Planung der erforderlichen Anzahl von Mitarbeitern;
- Materialbesorgung;
- ggf. Arbeitsschritte vorbereiten (z. B. Schablonen vorschneiden);
- Materialien und ggf. Hilfsmittel (z. B. Führschere, Schraubstock) bereitlegen;
- für frische Raumluft, gute Lichtverhältnisse und für eine angenehme Raumtemperatur sorgen;
- mögliche Störfaktoren schon im Vorfeld ausschalten (z. B. Telefon);
- Tagesgäste an der Teilnahme motivieren;

- bei der Sitzordnung darauf achten, dass genügend Platz zum Arbeiten vorhanden ist und das Material in greifbarer Nähe liegt.

Durchführung:

- Bastelvorschlag vorstellen und ein fertiges Produkt als Beispiel zeigen (ist anschaulich und wirkt motivierend);
- auf Wünsche und Ideen der Teilnehmer eingehen;
- Material verteilen und den Teilnehmern die Möglichkeit geben, sich damit vertraut zu machen;
- angenehme und lockere Atmosphäre schaffen (Hemmungen abbauen, Teilnehmer ermutigen);
- die Tätigkeit in Einzelschritten einfach und verständlich erklären und vormachen;
- Hilfe und Unterstützung geben, wenn diese notwendig ist (so aktiv wie nötig und so passiv wie möglich);
- Verletzungen vorbeugen (Vorsichtsmaßnahmen im Umgang mit Werkzeugen treffen);
- die eigene Freude und Motivation an der ausgewählten Aktivität zeigen;
- Lob und Anerkennung der Teilnehmer schon bei kleinsten Erfolgen;
- Über- und Unterforderung vermeiden;
- Leistungsdruck vermeiden;
- Pausen einlegen und diese für Gespräche nutzen (biographischer Ansatz, jahreszeitlicher Bezug);
- genaue Krankenbeobachtung (pathologische Bewegungsabläufe korrigieren, auf eine physiologische Sitzhaltung achten, darauf hinweisen, dass die individuelle Schmerzgrenze eingehalten werden muss);
- um die Symmetrie und Koordination zwischen beiden Körperhälften zu fördern, sollte der gelähmte Arm bei Schlag-anfallpatienten soweit wie möglich miteingesetzt werden (z. B. mit der betroffenen Seite etwas halten und mit der Gegenseite differenzierte Arbeiten ausführen).

Nachbereitung:

- Aufräumen;
- Dokumentation (die Zielformulierungen können als Dokumentationshilfe herangezogen werden);
- Reflexion.

Hinweise:

- Die handwerkliche Technik muss selber gut beherrscht werden.
- Um auf die einzelnen Teilnehmer eingehen zu können empfiehlt es sich, mit einer (homogenen) Kleingruppe zu arbeiten.
- Um die Teilnehmer nicht zu überfordern, sollte das Angebot den Zeitraum von einer Stunde nicht überschreiten.
- Beim kreativen Gestalten steht die Freude im Vordergrund, deshalb ist es wichtig, dass die Aktivität zu einem Erfolgserlebnis führt.

2.16 Mandalas gestalten

Der Kreis ist ein universelles Lebensprinzip und gehört zu den ältesten Symbolen der Menschheit. Das Wort »Mandala« kommt aus der altindischen Sprache Sanskrit und bedeutet soviel wie »Kreis«. Mandalas sind Bilder mit einem klaren Zentrum und geometrischen Formen, wie Kreise, Quadrate und Dreiecke. Sie stehen für Ganzheit und die eigene Mitte.

Durch den Umgang mit Formen, Farben, Kontrast und Harmonie können beim Gestalten von Mandalas Gefühle und Stimmungen ausgedrückt werden und durch die zentrierende Wirkung seelisches Gleichgewicht gefunden werden.

Ziele:

- Ruhe und Entspannung;
- Förderung der Ausdauer und Konzentration;
- Möglichkeit, Gefühle und Stimmungen auszudrücken;
- Auseinandersetzung mit Formen und Farben;
- Förderung kreativer Aktivität.

Vorbereitung:

- Verschiedene Mandalabilder mehrmals groß kopieren;
- Material bereitlegen (Unterlagen, Filzstifte, Holzstifte, Wachsfarbstifte, Aquarellstifte, Wasserfarben, farbiges Tonpapier, Lineal, Schere, Uhu, Leinöl, Pinsel, Aufwischlappen);
- ggf. Entspannungsmusik (Meditationsmusik, klassische Musik) auswählen;
- Kassettenrekorder und Musikkassette bereitlegen;
- ausreichend Zeit einplanen;
- für eine angenehme Raumtemperatur und frische Raumluft sorgen;
- mögliche Störfaktoren schon im Vorfeld ausschalten (z. B. Telefon);
- Tagesgäste zur Teilnahme motivieren.

Durchführung:

- Für eine entspannte, ruhige Atmosphäre sorgen;
- als Einstieg können gemeinsam verschiedene Mandalabilder betrachtet werden (z. B. Rosettenbilder von Kathedralen), Hintergrundinformationen dazu geben;
- die Teilnehmer wählen eine vorgefertigte Mandalaform und die Farbstifte, die sie zum Malen verwenden möchten, aus (ggf. Vorschläge machen, Entscheidungshilfen anbieten);
- Material in greifbare Nähe legen;
- wenn die Teilnehmer mit dem Gestalten eines Mandalas noch nicht vertraut sind, so eignen sich anfangs einfache und großflächige Formen);

- Karton als Unterlage verteilen;
- ggf. Griffvergrößerungen bei den Farbstiften vornehmen (z. B. bei Teilnehmern mit einer Polyarthroseerkrankung);
- bei Schlaganfallpatienten darauf achten, dass die Symmetrie und Koordination zwischen beiden Körperhälften gefördert wird, d. h., den gelähmten Arm so weit wie möglich miteinbeziehen (z. B. mit der betroffenen Seite das Mandalabild festhalten und mit der Gegenseite ausmalen);
- ggf. Hilfsmittel, wie eine rutschfeste Unterlage einsetzen;
- darauf hinweisen, dass Mandalabilder entweder vom äußeren Kreis zur Mitte hin oder auch vom Zentrum bis zum äußeren Kreis gestaltet werden können;
- wenn gewünscht, Musik im Hintergrund laufen lassen;
- die Mandalabilder der Teilnehmer nicht nach Kriterien »schön« oder »nicht schön« bewerten oder kommentieren (es geht nicht darum, ein Bild schön zu gestalten, sondern um das intensive Einlassen darauf und darum, im Teil das Ganze zu entdecken);
- falls ein Teilnehmer mit seinem Mandalabild nicht zufrieden ist (z. B. falsche Farbwahl), kann man ihm noch einmal das gleiche Mandalamotiv anbieten;
- besteht der Wunsch, das Bild als Wandbild zu verwenden, so wirkt es gut, wenn aus Tonpapier eine Umrahmung gefertigt und das Bild darauf aufgeklebt wird;
- falls gewünscht, kann man aus dem gemalten Mandalabild ein transparentes Fensterbild herstellen, dazu muss das Bild mit Leinöl bepinselt und getrocknet werden; danach aus dem Tonpapier eine Umrahmung herstellen;
- Zeit zum Betrachten lassen;
- Möglichkeit zum Gespräch/Austausch geben;
- als Alternative können Mandalabilder auch in einer Gemeinschaftsarbeit gestaltet werden. Zum Beispiel kann mit Naturmaterialien ein großes Mandalabild gelegt oder geklebt werden (z. B. im

Herbst aus Steinen, Tannenzapfen, Blättern, Heu, Beeren, Kastanien etc.).

Nachbereitung:

- Aufräumen;
- Dokumentation (die Zielformulierungen können als Dokumentationshilfe herangezogen werden);
- Reflexion.

Tipp:

- Die CD-ROM »Mandala« (ISBN 3-8259-1856-4) enthält über hundert Mandalabilder, die ausgewählt und nach Wunsch ausgedruckt werden können.

2.17 Singen

Zu der Zeit, als noch kaum jemand einen Radio oder einen Schallplattenspieler besaß, hat man im Familienkreis, in der Schule, bei der Arbeit, beim Wandern, bei Ausflügen und bei Festen häufig selber musiziert und gesungen. Viele Tagesgäste waren früher auch aktive Mitglieder in Gesangs- und Musikvereinen oder in Kirchenchören.

Oft zitieren ältere Menschen das Sprichwort: »*Da, wo man singt, da lass dich ruhig nieder, böse Menschen kennen keine Lieder*«. Dies zeigt auch, dass mit dem Singen häufig positive Erfahrungen und Erinnerungen verbunden sind, an die man leicht wieder anknüpfen kann.

Zudem lassen sich Texte, die an eine Melodie gebunden sind besser als Worte im Gedächtnis speichern. Durch diesen hohen Erinnerungswert kommt dem Singen vor allem auch in der Arbeit mit demenziell erkrankten Menschen und in der Arbeit mit sprachgestörten Menschen eine besondere Bedeutung zu.

Ziele:

- Freude, Spaß und Entspannung;
- Förderung der Gemeinschaft und der Kommunikation;

- Wachrufen von Erinnerungen;
- Aktivierung des Altzeitgedächtnisses;
- Positive Einwirkung auf die Stimmung;
- Möglichkeit, momentane Gefühle und Stimmungen auszudrücken;
- Stärkung des Selbstwertgefühls durch Erkennen der noch vorhandenen Fähigkeiten;
- Verbesserung der Stimm- und Atmungsfunktion;
- Möglichkeit für sprachgestörte Menschen sich auszudrücken;
- Ablenkung von Schmerzen, Sorgen, etc.;
- Förderung von spontanen Körperbewegungen (z. B. schunkeln, klatschen, klopfen mit den Fingern).

Vorbereitung:

- Tagesgäste zur Teilnahme motivieren;
- für eine angenehme Raumtemperatur und frische Raumluft sorgen;
- die Anordnung der Tische und Stühle so wählen, dass alle Tagesgäste Blickkontakt zueinander haben (eventuell Sitzkreis)
- Getränke anbieten;
- Verteilung von Liederbüchern (an Teilnehmer mit eingeschränktem Sehvermögen Großdruck-Ausgaben verteilen);
- ggf. Liederbücher selber herstellen;
- Mögliche Störfaktoren schon im Vorfeld ausschalten (z. B. Telefon).

Durchführung:

- Entspannte Atmosphäre schaffen (hilft Hemmungen und Ängste abzubauen);
- beim Suchen der Seitenzahlen behilflich sein;
- die Teilnehmer zum Mitsingen motivieren;
- wenn möglich den Gesang durch ein Instrument begleiten;
- Lieder nicht zu hoch und nicht zu tief anstimmen (evtl. kurz vor sich hinsummen oder singen);

- auf den Rhythmus achten;
- das Tempo der Mehrzahl anpassen;
- wichtig ist, dass sich der Gruppenleiter selber am Gesang beteiligt, deutlich mitsingt und die Lieder kennt;
- auf Blickkontakt achten;
- die Teilnehmer zwischendurch immer wieder ermutigen und loben
- Atem- und Trinkpausen zwischen den einzelnen Liedern einlegen (Gelegenheit zum Gespräch geben);
- die Tagesgäste motivieren, die Lieder selber auszuwählen;
- zu Beginn ein Lied auswählen, das der momentanen Gruppenstimmung entspricht;
- bekannte Lieder singen (vermittelt Sicherheit und bringt Erfolgserlebnisse);
- bei der Liederauswahl möglichst vermeiden, dass Lieder mit zu starken Stimmungsgegensätzen hintereinander gesungen werden;
- auf eine ausgewogene Mischung in der Liederauswahl achten, z. B. nicht nur Lieder mit traurigem und besinnlichen Charakter singen;
- auf Wunsch auch religiöse Lieder singen;
- Jahreszeit, Tageszeit und besondere Anlässe (z. B. den Geburtstag eines Tagesgastes) in der Liederauswahl berücksichtigen;
- regionale Unterschiede bezüglich der Herkunft der Teilnehmer beachten (Lieder aus der Heimat haben eine starke emotionale Bedeutung).

Nachbereitung:

- Aufräumen;
- Dokumentation (die Zielformulierungen können als Dokumentationshilfe herangezogen werden);
- Reflexion.

Hinweise:

- Fröhliche und beschwingte Lieder haben einen aufmunternden Charakter, Schunkel- und Wanderlieder fördern spontane Bewegungen, und Lieder mit

besinnlichem Charakter haben eine beruhigende Wirkung.
- Als Instrumentalbegleitung eignen sich besonders Instrumente wie Klavier, Gitarre, Akkordeon oder eine Mundharmonika.
- Bei der Instrumentalbegleitung darauf achten, dass der Gesang nicht durch das Instrument übertönt wird.
- Eine Gruppengröße von 5 bis 15 Teilnehmern ist empfehlenswert.
- Die Dauer des Angebotes sollte den Zeitraum von einer Stunde nicht überschreiten.

2.18 Musik hören

Musik spielt im Leben der meisten Menschen eine wichtige Rolle. Es werden Emotionen ausgelöst und Stimmungen beeinflusst. Biografieorientiertes Musikhören bedeutet eine Vielzahl von Erlebnissen und Erinnerungen bei älteren Menschen wachzurufen. In der Arbeit mit Menschen, die demenziell erkrankt sind, liefert dieses Medium wertvolle Anknüpfungspunkte und ermöglicht einen Zugang zur emotional geprägten Welt dieser Menschen.

Ziele:

- Freude und Spaß (emotionale Erlebnismöglichkeit in der Gemeinschaft);
- Möglichkeit, sich in eine andere Welt hineinzuversetzen;
- Wachrufen von Erinnerungen;
- Förderung der Gesprächsbereitschaft;
- Psychisches Wohlbefinden und Ausgeglichenheit;
- Hervorrufen von spontanen Körperbewegungen und von spontanem Verhalten (z. B. Klatschen, Mitsingen);
- Reduzierung von Symptomen, wie innerer Unruhe und Angst;
- Förderung der auditiven Wahrnehmungsfähigkeit.

Vorbereitung:

- Musik auswählen (Bekanntheitsgrad berücksichtigen);
- Medien vorbereiten (z. B. Grammophon, Kassettenrekorder);
- Tagesgäste zur Teilnahme motivieren;
- Teilnehmer, mit eingeschränktem Hörvermögen näher an die Geräuschquelle setzen;
- Hörgeräte auf ihre Funktion hin überprüfen;
- Mögliche Störfaktoren schon im Vorfeld ausschalten (z. B. Telefon).

Durchführung:

- Für eine angenehme, entspannte Atmosphäre sorgen (Rahmen schaffen, bei dem man sich auf die Musik einlassen und sie auf sich wirken lassen kann);
- um das Interesse und die Aufmerksamkeit von wahrnehmungsgestörten Menschen auf das Angebot zu lenken, vermehrt Hinweise geben;
- möglichst auch Originalaufnahmen auf einem Grammophon abspielen (knüpft an frühere Hörgewohnheiten an, und bietet die Möglichkeit, intensive Gefühle und Erinnerungen wachzurufen);
- verschiedene Musikstücke aus den Bereichen der Volks- und Marschmusik, Schlager und Tanzmusik abspielen (in der Regel ist der Musikgeschmack bei der älteren Generation in diesen Bereichen recht ähnlich);
- Hits aus Operetten und Filmen abspielen (sind meistens sehr bekannt und beliebt);
- bei Opern und klassischer Musik bekannte Stücke auswählen (zur klassischen Musik und zur Oper hatten früher nur wenige Menschen Zugang);
- beim Abspielen von Opern und klassischer Musik die Länge des Vorspiels vom Interesse und der Aufmerksamkeit der Tagesgäste abhängig machen (eventuell nur Ausschnitte von ein paar Minuten verwenden);
- bei eher unbekannteren Stücken und Melodien kann man gezielte Höraufgaben stellen, somit wird die Aufmerksamkeit zunächst nur auf einen Aspekt gelenkt und die Musik nicht gleich abgelehnt (z. B. *»Welche Instrumente kann man heraus hören?«* − *»Ist Ihnen der Komponist bekannt?«* − *»Aus welchem Land könnte das Musikstück stammen?«*);
- Musikwünsche berücksichtigen;
- Lautstärke so regeln, dass sie den Teilnehmern angenehm ist;
- ggf. Kopfhörer einsetzen (mit Kopfhörern Musik zu hören, ist vielen ältere Menschen vertraut und hörbeeinträchtigten. Tagesgästen bietet es die Möglichkeit, die Lautstärke individuell zu regeln, um konzentrierter/störungsfreier hören zu können);
- zwischen dem Musikhören für Pausen sorgen;
- Gespräche anregen und führen (biografischer Ansatz);
- falls gewünscht, kann man nähere Informationen über den Komponisten und zu dem Werk geben;
- Musikgeschmack herausfinden.

Nachbereitung:

- Aufräumen;
- Dokumentation (die Zielformulierungen können als Dokumentationshilfe herangezogen werden);
- Reflexion.

Hinweise:

- Nur Musik die gefällt, und die als angenehm empfunden wird, kann positive Gefühle auslösen. Weicht die Musik zu stark vom Musikgeschmack ab oder ist sie zu ungewohnt, kann genau das Gegenteil eintreten (z. B. Unwohlsein, Aggressionen).

Literaturtipps:

- *»Musik erleben und gestalten mit alten Menschen«* von Heidrun Harms und Gaby Dreischulte, Gustav Fischer-Verlag

- »*Musikerfahrungen im Lebenslauf alter Menschen*« von Dorothea Muthesius, Vincentz-Verlag, Hannover.

- Verbesserung der Koordinations- und Reaktionsfähigkeit;
- Steigerung der Aufmerksamkeit und Konzentration.

2.19 Rhythmische Musikbegleitung

Das Musizieren mit Instrumenten ist neben den Aktivierungsangeboten »Singen« und »Musik hören« eine weitere Möglichkeit älteren Menschen Musik erfahrbar zu machen. Zwar war die Hausmusik früher mehr verbreitet als heutzutage, doch ein Instrument zu erlernen, scheiterte häufig am fehlenden Geld und an mangelnder Zeit. So begegnet man in einer Tagespflege eher selten älteren Menschen, bei denen man an musikalische Fähigkeiten anknüpfen kann. Trotzdem wird man, wenn die ersten Hemmungen und Ängste erst mal abgebaut sind, feststellen können, dass die rhythmische Musikbegleitung vielen älteren Menschen sehr viel Freude bereitet. Denn Rhythmusinstrumente, wie Klanghölzer, Trommeln, Rasseln, Glockenringe, etc. haben den Vorteil, dass sie ohne Noten- und Vorkenntnisse gespielt werden können und leicht kombinierbar sind. So geht es bei diesem Angebot nicht darum, das Spielen eines Musikinstrumentes zu erlernen, sondern musikalische Aktivität zu fördern. Die rhythmische Musikbegleitung spielt gerade auch in der Arbeit mit demenziell erkrankten Menschen eine bedeutsame Rolle, denn diese Menschen reagieren meist sehr positiv auf musikalische Angebote.

Ziele:

- Förderung von musikalischer Aktivität und Spontaneität;
- Spaß am Musizieren, Freude an Klang und Rhythmus;
- Möglichkeit, Erfolg und Kompetenz zu erfahren;
- Gemeinschaftserlebnis;
- Raum für Emotionen (Möglichkeit, Stimmungen und Gefühle auszudrücken);

Vorbereitung:

- Rhythmusinstrumente ggf. zusammen mit den Tagesgästen selber herstellen;
- Musikstück(e) auswählen (am besten sind Musikstücke, die den Tagesgästen bekannt sind; Marschmusik und Musik mit volkstümlichem Charakter haben einen starken Aufforderungscharakter);
- Musikstücke, die zur Jahreszeit passen, bei der Auswahl berücksichtigen;
- der Gruppenleiter muss sich mit dem Musikstück (Melodiewechsel, Rhythmus) selber gut vertraut machen;
- Auswahl der Instrumente (Fähigkeiten und Möglichkeiten der Teilnehmer berücksichtigen);
- Planen, wann die verschiedenen Instrumente zum Einsatz kommen sollen;
- Material vorbereiten (Kassettenrekorder, Musikkassette, Instrumente);
- die Stühle im Sitzkreis anordnen;
- für eine angenehme Raumtemperatur und frische Raumluft sorgen;
- Tagesgäste zur Teilnahme motivieren.

Durchführung:

- Für eine lockere und entspannte Atmosphäre sorgen;
- der Gruppenleiter muss seinen Sitzplatz so wählen, dass er von allen Teilnehmern gut zu sehen ist und der Blickkontakt nicht gestört ist;
- Handhabung der verschiedenen Instrumente erklären und zeigen
- Instrumentenauswahl durch die Teilnehmer selber (Vorschläge machen, Entscheidungshilfen anbieten);
- ggf. Instrumente verteilen (Fähigkeiten und Möglichkeiten der Teilnehmer berücksichtigen);

- nicht zu viele Metallinstrumente, wie z. B. Becken, Glockenringe einsetzen, weil sonst die Gefahr besteht, die Melodie eines Musikstückes nicht mehr zu hören;
- ggf. Griffvergrößerungen vornehmen (z. B. bei Teilnehmern mit einer Polyarthroseerkrankung);
- bei Schlaganfallpatienten darauf achten, dass die Symmetrie und Koordination zwischen beiden Körperhälften gefördert wird, also ein Instrument wählen, bei dem der gelähmte Arm so weit wie möglich miteinbezogen werden kann (z. B. eine Handtrommel, bei der mit der betroffenen Seite das Instrument gehalten und mit der Gegenseite gespielt werden kann);
- Instrumente, die einen punktgenauen Einsatz erfordern (z. B. das Becken) Teilnehmern anbieten, die geistig orientiert sind;
- für hörbeeinträchtigte Menschen eignen sich Instrumente mit tiefen Tonlagen (z. B. Handtrommeln oder verschiedene Holzinstrumente);
- Holzinstrumente und Geräuschinstrumente, wie z. B. Rasseln können gut zur ständigen Begleitung eines Musikstückes eingesetzt werden, ohne dass sie die Melodie stören. Sie eignen sich deshalb besonders gut für Menschen, die demenziell erkrankt sind;
- Teilnehmer mit denselben Instrumenten zusammensetzen (die Bildung von Instrumentengruppen erleichtert den Einsatz für den Gruppenleiter und die Teilnehmer können sich aneinander orientieren);
- Instrumente ausprobieren lassen (Ängste und Hemmungen abbauen);
- evtl. vorab ein rhythmisches Spiel anbieten, damit sich die Teilnehmer mit ihrem Instrument vertraut machen können (z. B. in die Mitte des Kreises Gymnastikreifen legen und dieselben Instrumente hineinlegen, die von den Teilnehmern gewählt wurden. Der Gruppenleiter wechselt nun von Reifen zu Reifen und die Teilnehmer sollen bei dem Reifen mit demselben Instrument zu spielen anfangen);
- auch Märchen oder Geschichten eignen sich gut als Einstieg (dabei sollen ein oder mehrere Teilnehmer bei einem bestimmten Stichwort mit ihrem Instrument(en) einsetzen);
- ausgewähltes Musikstück vorab gemeinsam anhören (Melodie, Rhythmus und Tempo kennenlernen);
- Prüfen, ob das Musikstück den Teilnehmern gefällt;
- das Zählwerk immer wieder auf Null stellen, damit der Musikanfang bei Wiederholungen gleich wieder gefunden wird (hilfreich sind Kurzkassetten);
- bei einem bekannten Musikstück kann man den Titel erraten lassen, bei einem unbekannten Musikstück kann man Informationen über die Herkunft des Stückes geben;
- Musikstück von den Teilnehmern so begleiten lassen, wie sie dazu Lust haben (Tempo, Lautstärke und Rhythmus selber bestimmen lassen) oder den einzelnen Instrumentengruppen vorgeben, wann sie mit der rhythmischen Begleitung einsetzen sollen;
- Geschwindigkeit des Musikstückes den Möglichkeiten der Teilnehmern anpassen (dies ist mit einer Musikanlage mit integrierter Geschwindigkeitsregelung möglich);
- notwendige Unterstützung und Hilfe geben;
- beim Einsatz von Instrumenten, die andere leicht übertönen (z. B. bei Trommeln), darauf hinweisen, dass sie nicht zu laut gespielt werden sollen;
- Einsätze evtl. zuerst nur mit einzelnen Instrumentengruppen einüben;
- Einsatz rechtzeitig geben (verbale Einsatzwörter müssen klar und verständlich sein);
- Einsatz für den Instrumentenwechsel bei klar hörbarem Melodiewechsel geben;
- Über- und Unterforderung vermeiden;
- Teilnehmer loben, Anerkennung aussprechen;
- wenn der Gruppenleiter merkt, dass Langeweile aufkommt, sollte er das Musik-

stück lieber wieder in der nächsten Gruppenstunde aufgreifen.

Nachbereitung:

- Aufräumen;
- Dokumentation (die Zielformulierungen können als Dokumentationshilfe herangezogen werden);
- Reflexion.

Tipp:

- CD-Player/Kassettenrekorder mit einer integrierten Geschwindigkeitsregelung, sowie Kurzkassetten kann man beziehen bei:
  Dieter Balsies Versand und Verlag
  Eckernförder Straße 341
  24107 Köln

2.20 Tänze im Sitzen

Viele ältere Menschen haben früher gerne getanzt. Heute bedauern sie, dass es ihnen durch körperliche Beeinträchtigungen nicht mehr möglich ist, oder dass sie keine Gelegenheit mehr dazu haben. Sitztänze, die aus bekannten Tanzformen abgeleitet sind, können das Tanzen wieder erfahrbar machen. Musik besitzt einen starken Aufforderungscharakter, sich zu bewegen, wodurch manche Bewegungen müheloser und harmonischer gelingen als sonst.

Ziele:

- Freude am Tanzen,
- Erinnerungen wachrufen,
- Förderung des physischen und psychischen Wohlbefindens,
- Möglichkeit, Gemeinschaft zu erleben,
- Erhalt und Förderung der allgemeinen Beweglichkeit,
- Harmonische und fließende Bewegungsabläufe erzielen,
- Verbesserung der Körperwahrnehmung,
- Verbesserung der Koordinationsfähigkeit,
- Förderung der Konzentration und des Neuzeitgedächtnisses,
- Anregung und Stabilisierung der Herz-Kreislauftätigkeit,
- Verbesserung der Atemfunktion.

Vorbereitung:

- Auswahl des Tanzes,
- Sitztanz abwandeln, wenn die körperlichen Anforderungen an die Teilnehmer zu hoch sind, bzw. wenn bestimmte Krankheitsbilder der Teilnehmer Veränderungen notwendig machen (z. B. bei Schlaganfallpatienten),
- Auswahl der Musik (bekannte und beschwingte Musikstücke haben einen starken Aufforderungscharakter sich zu bewegen),
- Jahreszeit und Stimmung bei der Auswahl des Tanzes und der Musik berücksichtigen (z. B. in der Weihnachtszeit einen besinnlichen Sitztanz auswählen),
- Material vorbereiten (Kassettenrekorder, Musikkassette, ggf. Handgeräte),
- die Stühle im Sitzkreis anordnen,
- für eine angenehme Raumtemperatur und frische Raumluft sorgen,
- Tagesgäste an der Teilnahme motivieren.

Durchführung:

- Für eine lockere und entspannte Atmosphäre sorgen;
- der Gruppenleiter muss seinen Sitzplatz so wählen, dass er für alle gut zu sehen ist und der Blickkontakt nicht gestört ist;
- Hemmungen und Ängste abbauen;
- um mit der Melodie, dem Rhythmus und dem Tempo vertraut zu werden, Musikstück vorab hören lassen;
- bei einem bekannten Musikstück kann man z. B. den Titel erraten lassen, bei einem unbekannten Musikstück kann man Informationen über die Herkunft des Stückes geben;

- das Zählwerk immer wieder auf Null stellen, damit der Musikanfang bei Wiederholungen gleich wieder gefunden wird (hilfreich sind Kurzkassetten);
- Bewegungsfolgen zunächst ohne Musik üben;
- verbale Anweisungen müssen klar und verständlich sein (hilfreich sind Einsatzwörter und rhythmisches Sprechen);
- Einsätze und Bewegungswechsel rechtzeitig verbal angeben;
- beim Üben mit Musik die Geschwindigkeit des Musikstückes den Möglichkeiten der Teilnehmer anpassen (dies ist mit einer Musikanlage mit integrierter Geschwindigkeitsregelung möglich); nicht zu viel erklären, oft ist das Erlernen leichter, wenn die Bewegungen vom Gruppenleiter vorgemacht werden;
- Anforderungen nach und nach steigern (nicht zu viele Bewegungsabläufe auf einmal üben);
- wenn Koordinationsprobleme auftreten, Übungen öfters wiederholen oder komplexe Bewegungsabläufe ggf. vereinfachen;
- auf physiologische Bewegungsabläufe achten (ggf. korrigieren);
- um zu vermeiden, dass sich einzelne Teilnehmer beschämt fühlen, wenn Korrekturen notwendig sind, ist es besser den Bewegungsablauf nochmals für alle zu erklären;
- zwischendurch immer mal wieder darauf hinweisen, dass die eigene Schmerzgrenze beachtet werden muss (einzelne Teilnehmer ggf. bremsen);
- Darauf achten, dass die Teilnehmer den Atem bei bestimmten Bewegungsabläufen nicht anhalten (ggf. darauf aufmerksam machen);
- Leistungsdruck vermeiden (nimmt die Freude an der Bewegung);
- Pausen mit Entspannungs- und Lockerungsübungen einlegen;
- Teilnehmer loben und ermutigen;
- beim Einsatz von Handgeräten, (z. B. Chiffontücher) die Teilnehmer mit dem Gerät/Material erst vertraut werden lassen.

Nachbereitung:

- Den Teilnehmern etwas zu trinken anbieten;
- Aufräumen;
- Dokumentation (die Zielformulierungen können als Dokumentationshilfe herangezogen werden);
- Reflexion.

Tipp:

- CD-Player/Kassettenrekorder mit einer integrierten Geschwindigkeitsregelung, sowie Kurzkassetten kann man beziehen bei:
Dieter Balsies Versand und Verlag
Eckernförder Straße 341
24107 Köln.

2.21 Feste feiern

Es heißt, man soll die Feste feiern, wie sie fallen. Im Rhythmus der Jahreszeiten, des weltlichen Kalenders und des Kirchenkalenderjahres gibt es viele Anlässe, gemeinsam mit den Tagesgästen ein Fest zu feiern. Hierzu zählen Neujahr, Karneval, Frühlingsfest, Ostern, Sommerfest, Herbstfest, Advent und Weihnachten. Brauchtum und Sitte von diesen Festen, aber auch typische Speisen, Getränke und Dekorationen sind älteren Menschen seit Kindheit an vertraut.

Ziele:

- Anknüpfung an Kultur und Tradition, Brauchtum und Sitte;
- Orientierung im Jahresverlauf;
- Wachrufen von Erinnerungen;
- Abwechslung/Höhepunkt im Alltag;
- Stärkung des Zusammengehörigkeitsgefühls und der Gemeinschaft;
- Freude, Spaß und Geselligkeit;
- Förderung der Kommunikation;
- Raum, um Gefühle ausleben zu können (Freude, Fröhlichkeit, Rührung, Trauer, etc.);

- Förderung des allgemeinen Wohlbefindens;
- Kontakt zu Angehörigen pflegen.

- Verteilung von Liederbüchern (Großdruck-Ausgabe);
- für eine angenehme Raumtemperatur und frische Raumluft sorgen.

Vorbereitung:

- Ideensammlung (Brainstorming);
- Termin und Motto festlegen;
- Zeitumfang und Ort festlegen (falls das Fest im Freien stattfinden soll, Ausweichmöglichkeit planen);
- Plakat erstellen (ein Fest, das mit einem Plakat angekündigt wird, dient als Orientierungshilfe);
- Einladungen an die Gäste versenden (z. B. an Angehörige);
- Teilnehmerliste erstellen;
- Programmpunkte festlegen;
- Getränke- und Speiseangebot festlegen;
- Einkaufs- und Besorgungsliste erstellen;
- Aufgaben bezüglich der Organisation und der Ausgestaltung des Festes verteilen;
- Moderator festlegen, der durch das Fest führt;
- Dekoration ggf. selber herstellen;
- Tischkarten ggf. selber herstellen;
- Raum und Tische entsprechend des Anlasses dekorieren
- um die Besonderheit des Anlasses herauszuheben, kann eine andere Tischanordnung und Bestuhlung gewählt werden (z. B. U-Form);
- nicht zu eng bestuhlen (geeignete Plätze für Rollstuhlfahrer freihalten);
- Platz für Vortragende einplanen;
- die Tagesgäste in die Vorbereitungen soweit wie möglich miteinbeziehen (beispielsweise beim Einkauf oder bei der Raum- und Tischdekoration);
- Tagesgäste zur Teilnahme motivieren (Vorfreude wecken);
- Getränke und Speisen bereitstellen;
- Musikanlage überprüfen;
- Fotoapparat in greifbare Nähe legen;
- Eimer mit Aufwischtuch in greifbarer Nähe bereitstellen;

Durchführung:

- Begrüßung der Gäste;
- Hintergrundinformationen über das Fest geben (Bedeutung hervorheben);
- Geselliges Beisammensein (evtl. passende Musik im Hintergrund laufen lassen);
- Gespräche anregen und führen;
- Kaffee und Kuchen oder sonstige Speisen und Getränke anbieten (Diätvorschriften beachten);
- notwendige Hilfe und Unterstützung beim Essen und Trinken geben;
- Begleitung bei Toilettengängen;
- gemeinsames Singen;
- Themenbezogene Programmpunkte in den Ablauf integrieren (flexibel sein);
- die Programmfolge so gestalten, dass das Fest auf einen Höhepunkt zusteuert;
- Tagesgäste mit eingeschränktem Hörvermögen nahe zum Moderator setzen;
- die Tagesgäste entsprechend ihren Fähigkeiten und Fertigkeiten in den Ablauf miteinbeziehen;
- Reizüberflutung und Überforderung vermeiden (darauf achten, dass das Programm nicht zu überladen ist und die Feier zeitlich begrenzt ist);
- Erinnerungen festhalten (Photos machen/mit einer Videokamera filmen);
- Ausklang (z. B. mit einem Abschlusslied oder einem Gedicht).

Nachbereitung:

- Aufräumen;
- Dokumentation (die Zielformulierungen können als Dokumentationshilfe herangezogen werden);
- Reflexion.

2.22 Geburtstagsfeier

Wir begehen im Laufe unseres Lebens viele persönliche Feste, wie Namenstage, Geburtstage, Tag der Einschulung, Kommunion, Konfirmation, Schulabschluss, Ausbildungsabschluss, Hochzeiten, Jubiläen, etc. Es handelt sich dabei um persönliche Lebensereignisse, die mit vielen Erinnerungen verbunden sind.

Den Geburtstag eines Tagesgastes gemeinsam zu feiern (oder nachzufeiern), ist eine gute Möglichkeit an die Biografie anzuknüpfen, und die Person in den Mittelpunkt zu stellen, dem Tagesgast zu vermitteln: wir feiern mit diesem Fest dich als Person ganz allein.

Ziele:

- Wertschätzung, Beachtung der Person;
- Möglichkeit, etwas Frohstimmendes, Schönes zu erleben;
- Höhepunkt im Alltag;
- Freude, Spaß und Geselligkeit;
- Wachrufen von Erinnerungen;
- Förderung der Gemeinschaft, des Kontakts und der Kommunikation;
- Förderung des allgemeinen Wohlbefindens;
- Orientierungsförderung (zeitlich, situativ und personell).

Vorbereitung:

- Zeitpunkt und Dauer der Feier festlegen (Tagesformschwankungen des Tagesgastes berücksichtigen);
- Programmpunkte festlegen;
- Aufgaben bezüglich der Vorbereitung und der Ausgestaltung der Feier verteilen;
- evtl. Einladung an Angehörige versenden;
- Glückwunschkarte und kleines Geschenk besorgen oder selber herstellen;
- Geburtstagskuchen backen;
- den Raum und die Tische ansprechend dekorieren (Geburtstagsgirlande, Luftballone, Luftschlangen, Blumen, Kerzen, Glückssymbole);
- Sitzplatz des »Geburtstagskindes« entsprechend hervorheben;
- Dekoration ggf. selber herstellen;
- um die Besonderheit des Anlasses herauszuheben, kann eine andere Tischanordnung und Bestuhlung gewählt werden (z. B. große Kaffeetafel);
- nicht zu eng bestuhlen (geeignete Plätze für Rollstuhlfahrer freihalten);
- Platz für Vortragende einplanen;
- die Tagesgäste über den Anlass der Feier informieren und die Glückwunschkarte unterschreiben lassen;
- die Tagesgäste in die Vorbereitungen soweit wie möglich miteinbeziehen (beispielsweise beim Kuchen backen oder bei der Raum- und Tischdekoration);
- Getränke und Speisen bereitstellen;
- Fotoapparat in greifbare Nähe legen;
- Eimer mit Aufwischtuch in greifbarer Nähe bereitstellen;
- für frische Luft und angenehme Raumtemperatur sorgen.

Durchführung:

- Gratulieren (Geburtstagsgeschenk und Glückwunschkarte überreichen);
- das »Geburtstagskind« hochleben lassen (mit Sekt anstoßen);
- Kaffee und Kuchen reichen (Diätvorschriften beachten);
- notwendige Hilfe und Unterstützung beim Essen und Trinken geben;
- gemütliches Beisammensein (festliche Atmosphäre schaffen);
- Gespräche anregen und führen (biografischer Ansatz);
- gemeinsames Singen (Geburtstagsständchen);
- Themenbezogene Programmpunkte in den Ablauf der Feier integrieren (z. B. Geschichten, Gedichte vorlesen, Geburtstagswitze erzählen);
- Teilnehmer mit eingeschränktem Hörvermögen nahe zu den Vortragenden setzen;
- die Teilnehmer entsprechend ihren Fähigkeiten und Fertigkeiten in den Ablauf miteinbeziehen;

- ggf. Musik im Hintergrund laufen lassen;
- Reizüberflutung und Überforderung vermeiden;
- Erinnerungen festhalten (Fotos machen);
- Ausklang.

Nachbereitung:

- Aufräumen;
- Dokumentation (die Zielformulierungen können als Dokumentationshilfe herangezogen werden);
- Reflexion.

Hinweise:

- Die Planung kann man nach dem Schema der fünf W-Fragen durchführen (Was? – Wann? – Wo? – Warum? – Wie?).
- Um Erinnerungen lebendig zu halten, kann man die Fotos, die von der Geburtstagsfeier gemacht worden sind, später immer mal wieder gemeinsam mit dem Tagesgast betrachten.

2.23 Ausflüge

Viele ältere Menschen erinnern sich gerne an Ausflüge, die sie früher unternommen haben. Zu Fuß, mit dem Fahrrad oder mit der Bahn ging es am Sonntag häufig in die nähere Umgebung. Einen Ausflug zu machen, bedeutete die notwendige Abwechslung vom Alltag und vom Arbeitsleben. Aufgrund dieser biografischen Verankerung sollten Ausflüge ein fester Bestandteil des Beschäftigungsangebotes einer Tagespflege sein.

Möglichkeiten eines Ausfluges:
- Café-, Restaurantbesuch oder Besuch einer Gartenwirtschaft;
- Stadtbummel;
- Einkauf auf dem Wochenmarkt;
- Spaziergang in einer Parkanlage;
- gesellige oder kulturelle Veranstaltung, z. B. Kinobesuch, Diavortrag, Konzert, Theater, Ausstellung, Autorenlesung;
- Museumsbesuch;
- Besichtigung von Sehenswürdigkeiten, z. B. einer Kirche.

Die Ausflugsziele können sich auch am Jahreskreis orientieren, z. B. Faschingsumzug, Pfingstmarkt, Picknick im Grünen, Weihnachtsmarkt, etc. und können somit zu allen Jahreszeiten stattfinden.

Ziele:

- Freude und Spaß;
- Abwechslung/Höhepunkt im Alltag;
- Psychosoziales Wohlbefinden;
- Ablenkung von Sorgen und Problemen;
- Wachrufen von Erinnerungen;
- Kontakt zur Außenwelt erhalten/fördern;
- Förderung der Gemeinschaft und der Kommunikation;
- Aktivierung der Sinnes- und Wahrnehmungsfähigkeit;
- Erhalt/Förderung der zeitlichen und örtlichen Orientierung (Jahreszeit/ Umgebung).

Vorbereitung:

- Auswahl eines geeigneten Ausflugszieles bezüglich:
- der Wünsche und Interessen der Tagesgäste,
- der Entfernung,
- des Zeitumfanges (Ruhebedürfnis der Tagesgäste berücksichtigen),
- der Verpflegungsmöglichkeit,
- des Vorhandenseins von rollstuhlgerechten Zu- und Aufgängen und eines Behinderten-WC,
- der Parkplatzmöglichkeit;
- Tagesgäste zur Teilnahme motivieren und in die Vorbereitungen miteinbeziehen (Vorfreude wecken);
- Absprache mit Angehörigen (Regelung von Finanzen und Absprache über jahreszeitlich angepasste Kleidung/gutes Schuhwerk des Tagesgastes);

- Transportmöglichkeit organisieren (hauseigener Fahrdienst, externer Fahrdienst);
- ggf. Organisation von zusätzlichen Betreuungspersonen, z. B. ehrenamtlicher Helfer oder Angehörigen;
- Erstellen einer Teilnehmerliste (Berücksichtigung von Schwierigkeiten, die möglicherweise zu erwarten sind);
- Checkliste erstellen, bezüglich der Dinge die mitzunehmen sind:
- Inkontinenzmaterial (verschiedene Einlagen, Netzhöschen, Urinflasche, Einmalwaschhandschuhe, Einmalhandschuhe, Toilettenpapier),
- Nierenschalen, Papierhandtücher, Erfrischungstücher, Mundpflegeset,
- Ersatzwäsche für Männer und Frauen in verschiedenen Größen,
- Verbandsmaterial,
- Blutdruckmessgerät, Blutzuckermessgerät,
- Bedarfsmedikation, z. B. Kreislaufpräparat, Magen-Darm-Mittel, Analgetikum, Traubenzucker, Altinsulin),
- Medikamente der Teilnehmer,
- Hilfsmittel (z. B. Rollstühle, Rollatoren, Gehstöcke),
- Ggf. Sonnenschutzcreme, Mückenschutzmittel, Hüte, Schirme,
- Liederbücher im Großdruck,
- Fotoapparat, Filme,
- Getränke,
- Zwischenmahlzeit, (z. B. Obst),
- Plastikbecher, Plastikteller, Messer,
- Ersatzrollstuhl,
- Mobiltelefon (Rufmöglichkeit für den Notfall).

Durchführung:

- Informationen über den zeitlichen und inhaltlichen Rahmen des Ausfluges geben;
- Hilfestellung beim Ein- und Ausstieg ins Fahrzeug;
- individuelle Betreuung der Teilnehmer durch die Betreuungspersonen;

- notwendige Hilfe und Unterstützung bei den »Aktivitäten des täglichen Lebens« geben;
- Gespräche anregen und führen (biografischer Ansatz);
- Informationen über das Ausflugziel geben/auf Besonderheiten aufmerksam machen;
- auf Wunsch gemeinsames Singen (z. B. bei der Fahrt);
- Überanstrengung vermeiden;
- (Begleitung und Unterstützung der ehrenamtlichen Helfer).

Nachbereitung:

- Aufräumen;
- Dokumentation (die Zielformulierungen können als Dokumentationshilfe herangezogen werden);
- Reflexion.

2.24 Umgang mit Sprachstörungen

Bei Sprachstörungen, die sich z. B. bei einer demenziellen Erkrankung allmählich entwickelt haben oder die z. B. nach einem Schlaganfall auftreten, ist nicht nur die Fähigkeit des Sprechens betroffen. In unterschiedlichem Ausmaß kommt es auch zu Störungen in den anderen Modalitäten, in denen Sprache auftritt (beim Schreiben, Lesen, Verstehen, Benennen und Nachsprechen). Wenn man bestimmte Regeln im Gespräch beachtet, kann man für sich und den betroffenen Menschen die Verständigung im Alltag erheblich erleichtern und verbessern.

Ziele:

- Erleichterung der Kommunikation;
- Vermeidung von peinlichen Situationen für den sprachgestörten Menschen;
- Isolationstendenzen vorbeugen;
- Verbesserung der sprachlichen Fähigkeiten.

Vorbereitung:

- Einen unruhigen Kommunikationsrahmen und häufige Unterbrechungen im Vorfeld vermeiden;
- ggf. Hilfsmittel vorbereiten.

Durchführung:

- Blickkontakt herstellen und halten (auch den Sitzplatz so wählen, dass der Blickkontakt nicht gestört ist);
- entspannte, vertrauensvolle Atmosphäre schaffen;
- keine Gespräche im Telegrammstil oder in der Kindersprache führen (die Person ernst nehmen);
- langsam und deutlich sprechen;
- einfache Wörter und Sätze verwenden;
- wenn etwas nicht verstanden worden ist, sollte man die Aussage nach einem Augenblick in den gleichen Worten wiederholen (erst wenn das Gesagte auch dann nicht verstanden worden ist, sollte man versuchen, den Inhalt mit anderen Worten auszudrücken);
- nicht zu viele Informationen auf einmal geben;
- das Gesagte mit Mimik, Gestik und Berührung ergänzen;
- auf Übereinstimmung zwischen verbaler und nonverbaler Kommunikation achten;
- einfache Fragen stellen (möglichst solche, die man mit Ja oder Nein beantworten kann);
- Schlüsselwörter herausfinden (benutzt der betroffene Mensch z. B. ein anderes Wort für Toilette?);
- Zeit lassen, das Gesagte aufzunehmen und darauf zu antworten;
- zum Sprechen ermutigen (Lob aussprechen);
- geduldiges Zuhören (Ruhe vermitteln);
- Hilfestellung geben, jedoch nichts vorwegnehmen;
- das Sprachproblem nicht zu stark in den Vordergrund rücken (auf Fehler nicht unnötig aufmerksam machen, Peinlichkeiten und Bloßstellungen vermeiden);

- die emotionale Ebene hinter der Information suchen (versuchen, zu verstehen, was der Mensch für Gefühle mit dem Gesagten ausdrücken will);
- genaue Beobachtung der Körpersprache (kann Hinweise über das Gemeinte liefern);
- sich vor Augen halten, dass »Ja« und »Nein« häufig verwechselt wird;
- die betroffene Person so viel wie möglich in die Unterhaltungen mit anderen Tagesgästen miteinbeziehen;
- Verständnis bei den anderen Tagesgästen fördern (auf die Sprachstörung aufmerksam machen);
- Überforderung vermeiden;
- ggf. Hilfsmittel zur Unterstützung einsetzen (z. B. eine Schreibtafel oder eine Bildtafel, auf welcher die Anliegen angezeigt werden können).

Nachbereitung:

- Dokumentation;
- Reflexion;
- Hilfe und Unterstützung von Angehörigen;
- Vermittlung logopädischer Behandlung;
- enge Zusammenarbeit mit der Logopädie.

Hinweise:

- Wichtig ist eine genaue Diagnostik der Sprachstörung und auch der Ausschluss von Störungen, die die Verständigung zusätzlich erschweren (z. B. vermindertes Hör -und Sehvermögen).
- Eine gut sitzende Zahnprothese unterstützt das verständliche Sprechen.
- Der Einsatz von Bildern, die als Hinweis zusätzlich zum geschriebenen Wort eingesetzt werden, helfen das Sprachverständnis zu fördern.
- Vergessene Begriffe können wieder ins Gedächtnis gerufen werden, indem man Bilder aus dem Alltagsgeschehen zeigt und diese benennen lässt.
- Immer wieder auch das Lesen und Schreiben mit der betroffenen Person üben.

- Im fortgeschrittenen Stadium einer demenziellen Erkrankung können Berührungen (Körperkontakt) die Verständigung wirksam unterstützen.

Tipp:

- Foto -und Gesprächskarten (Sach-, Szenen-, und Personenfotos), die im Alltag gezielt zur Sprachförderung eingesetzt werden können, kann man beziehen bei:
Lekis (Spiele für Therapie und Pflege)
Immermannstraße 11
40210 Düsseldorf.

2.25 Umgang mit problematischen Verhaltensweisen

Angst, Wutausbrüche, aggressives Verhalten, psychomotorische Unruhe mit Weglauftendenz sind Symptome, die z. B. bei Menschen mit einer demenziellen Erkrankung häufig auftreten, und die eine individuelle Einzelbetreuung notwendig machen. Mit Hilfe der Milieutherapie kann man positiv auf diese Verhaltensweisen einwirken. Wesentlicher Inhalt ist eine biografie- und bedürfnisorientierte Tagesstrukturierung und eine Umfeldgestaltung, bei der ein Institutionscharakter vermieden wird, und die mit ausreichend Orientierungshilfen ausgestattet ist. Zudem ist es wichtig, bestimmte Regeln in problematischen Situationen zu beachten. Sie können helfen, solchen Situationen besser zu begegnen.

Ziele:

- Begleitung, Unterstützung und Hilfe in der Situation geben, in der sich der Tagesgast momentan befindet;
- der Tagesgast soll sich verstanden/entspannt fühlen können;
- der Tagesgast soll Hilfe annehmen können.

Vorbereitung:

- Gute Kenntnisse über gerontopsychiatrische Krankheitsbilder (ggf. Mitarbeiter fortbilden);
- genaue Medikamentenkenntnisse, damit mögliche Nebenwirkungen und paradoxe Reaktionen erkannt werden können.

Durchführung:

- Auf den Tagesgast beruhigend einwirken (Ruhe ausstrahlen, Geduld zeigen);
- Versuchen, die Situation zu entschärfen (wohltuende Atmosphäre schaffen);
- offener und freundlicher Umgang (mit ruhiger und sanfter Stimme sprechen);
- auf Übereinstimmung zwischen verbaler und nonverbaler Kommunikation achten;
- Einfühlungsvermögen zeigen (Situation mit den Augen des Tagesgastes betrachten);
- Gefühl vermitteln, die Situation zu verstehen (auf die Gefühlsebene eingehen);
- Zuwendung (Berührung und Körperkontakt können beruhigend wirken);
- Gefühl von Verlässlichkeit vermitteln (bei Zusagen Zuverlässigkeit zeigen);
- Gefühl der Sicherheit vermitteln (vermitteln, dass er/sie sich keine Sorgen zu machen braucht);
- Emotionen zulassen, nicht persönlich nehmen;
- bei Verkennung der Situation/Realität, den Tagesgast nicht korrigieren (den Tagesgast nicht provozieren, Diskussionen vermeiden);
- Versuchen, den Tagesgast von der Problematik abzulenken (mit etwas anderem beschäftigen);
- den Tagesgast nicht zu etwas zwingen, was er nicht will;
- genaue Krankenbeobachtung (Verhalten, Körpersprache, Stimmung).

Nachbereitung:

- Dokumentation;
  Hilfreiche Fragen:
  - Was hat die Situation möglicherweise ausgelöst?

- Gibt es immer wiederkehrende Ereignisse/Zeiten, die zu solchen Situationen führen?
- War eine Ablenkung, Entspannung, ein Auffangen der Situation möglich?
- Hat der Tagesgast vielleicht Schmerzen und ist nicht in der Lage sie mitzuteilen?
- Reflexion (nach solchen Situationen ist es äußerst wichtig, das eigene Verhalten zu reflektieren);
- Information und Austausch mit Angehörigen oder sonstigen Bezugspersonen;
- mit dem Hausarzt (Facharzt) abklären, ob eine medikamentöse Behandlung notwendig ist, bzw. ob die bisherige Medikation angemessen ist;
- Überprüfung der Betreuungs- und Pflegeplanung (die tatsächlichen Bedürfnisse des Tagesgastes wiederholt abklären/berücksichtigen).

2.26 Krankenhausbesuche

Die Institution Krankenhaus löst bei vielen älteren Menschen Angst und Unruhe aus. Häufig verstärkt sich zudem noch bei Menschen, die desorientiert sind, die Problematik bzw. treten bei bisher orientierten Menschen akute Verwirrtheitszustände auf. Wenn bei einem Tagesgast ein Krankenhausaufenthalt notwendig wird, können die Mitarbeiter der Tagespflege durch regelmäßige Besuche seelische Begleitung und Unterstützung geben.

Ziele:

- Kontakt zum Tagesgast aufrechterhalten;
- Abwechslung im Krankenhausalltag;
- Begleitung und Unterstützung des Tagesgastes in dieser schwierigen Phase;
- Ablenkung von Sorgen, Problemen, Schmerzen;
- Informationsaustausch zwischen Tagespflegepersonal und Krankenpflegepersonal.

Vorbereitung:

- Genesungskarte besorgen oder gemeinsam mit den Tagesgästen selber herstellen;
- Die Tagesgäste über den geplanten Besuch informieren und die Genesungskarte unterschreiben lassen;
- Ggf. Tagesgäste zum Begleiten motivieren;
- Berücksichtigung der Besuchszeiten;
- Fahrmöglichkeit organisieren;
- Für den Erstbesuch ein kleines Geschenk besorgen (z. B. Pralinen, Saft, Blumen);
- Ggf. Literatur, Zeitschriften, Spiele, Gebetbuch, etc. mitnehmen.

Durchführung:

- Geschenk, Genesungskarte und Grüße von den anderen Tagesgästen überbringen;
- Den Kranken über den zeitlichen Rahmen des Besuches informieren;
- Gespräch anregen und führen;
- Den Kranken ermutigen, seine Gefühle auszusprechen (Zeit lassen);
- Auf Wunsch etwas vorlesen, spielen oder gemeinsam beten;
- Dem Kranken regelmäßig etwas zu trinken anbieten;
- Ggf. den nächsten Besuch ankündigen;
- Informationen an das Krankenpflegepersonal über Vorlieben, Abneigungen, Ess-, Trink- und Schlafgewohnheiten, etc. geben.

Nachbereitung:

- Dokumentation (die Zielformulierungen können als Dokumentationshilfe herangezogen werden);
- Begleitung der Angehörigen (Kontakt halten);
- Bei bevorstehender Krankenhausentlassung mit den Angehörigen (und dem Hausarzt) abklären, wie die Pflege und Betreuung weiterhin sichergestellt werden kann.

2.26.1 Krankenhauseinweisungsbogen

Name, Adresse, Telefon der Tagespflegeeinrichtung:

Herr/Frau:

Geburtsdatum:

Angehörige, sonstige Bezugspersonen
(Name, Adresse, Telefon):

Die Angehörigen sind bereits   Bemerkungen:
benachrichtigt (ja/nein)

Hausarzt (Name, Adresse, Telefon):

Krankenkasse:

Diagnose(n):

Aktuelle Medikation:

Mitgegebene Gegenstände/Wertgegenstände:

Für Rückfragen stehen wir Ihnen gerne zur Verfügung!

Datum/Unterschrift:

Hinweise:

- Bei desorientierten Menschen ist es günstig, wenn das Bett nicht in der Mitte sondern in einer Ecke des Zimmers steht. Eine Ecke bedeutet Schutz und man hat einen kleinen privaten Raum für sich. Steht das Bett dagegen in der Mitte, kann es schnell zu Konflikten mit Mitpatienten kommen, weil es für die Person schwierig ist zu erfassen, welcher Nachtisch, welche Gegenstände die eigenen sind. (Krankenpflegepersonal ggf. bitten, das Bett umzustellen).
- Angehörige darauf aufmerksam machen, dass es wichtig ist, dem Kranken persönliche Dinge mitzubringen, weil diese die Orientierung fördern.

2.27 Fahrdienst

Zum Leistungsspektrum einer Tagespflege gehört das Angebot, einen Fahrdienst anzubieten. Oftmals wird diese Aufgabe vom hauseigenen Fahrdienst übernommen, der morgens die Tagesgäste von zu Hause abholt und sie Spätnachmittags wieder nach Hause bringt. Unter dem Gesichtspunkt der Kundenzufriedenheit (Sicherheit, Zuverlässigkeit und Pünktlichkeit) nimmt ein gut organisierter Fahrdienst eine wichtige Rolle für die Tagespflegeeinrichtung ein.

Ziele:

- Gewährleistung einer sicheren und angenehmen Fahrt für die Tagesgäste;
- Verantwortungsbewusstsein, Zuverlässigkeit und Pünktlichkeit seitens der Fahrer;
- Zufriedenheit über das Leistungsangebot »Fahrdienst« beim Tagesgast und bei den Angehörigen.

Vorbereitungen:

- Der Fahrer muss sich Informationen über Veränderungen/unbekannte Tagesgäste bei den Mitarbeitern der Tagespflege einholen;
- Darauf achten, dass genügend Benzin im Tank ist;
- Für eine angenehme Wagentemperatur und frische Luft sorgen;
- Nierenschale, Einmalhandschuhe und Papiertücher mitnehmen.

Durchführung:

- Beim Parken des Fahrzeugs muss der Fahrer darauf achten, dass die Wege für den Tagesgast kurz sind, und dass der Ein- und Ausstieg problemlos erfolgen kann;
- den Tagesgast begrüßen, mit seinem Namen ansprechen und den eigenen Namen nennen (sehr wichtig bei Tagesgästen, die demenziell erkrankt sind);
- Umgangston und -formen wahren (freundlich und hilfsbereit sein);
- Geduld zeigen;
- den Tagesgast beim Weg zum Fahrzeug/ zur Tagespflegeeinrichtung begleiten, notwendige Hilfe und Unterstützung geben (besonderes Augenmerk auf Tagesgäste, die sturzgefährdet sind, z. B. Tagesgäste mit Gleichgewichtsstörungen und eingeschränkter Gehfähigkeit);
- auf Unebenheiten, Stufen, etc. aufmerksam machen (sehr wichtig, bei Tagesgästen mit eingeschränktem Sehvermögen);
- bei Glatteis besonders auf die Sicherheit der Tagesgäste achten, bei Regen und Schneefall Schirm halten;
- beim Ein- und Ausstieg in einen Kleinbus Hilfstreppe benutzen;
- auf Wünsche nach einem bestimmten Sitzplatz (z. B. Fensterplatz) eingehen;
- Sicherheitsgurt anlegen, ggf. Kopfstütze anpassen;
- während der Fahrt nicht rauchen;
- Radio nur auf Wunsch einschalten (Musiksender wählen, der den Tagesgästen gefällt und die Lautstärke so regeln, dass sie den Tagesgästen angenehm ist);

- die Tagesgäste nach ihrem Wohlbefinden fragen (Verhalten und Gesichtsausdruck beobachten, auf Hinweise in Gesprächen achten);
- Verantwortungsbewusster Fahrstil (nicht zu schnell fahren).

Nachbereitung:

- Den Tagesgast verabschieden;
- Informationen von Angehörigen oder von besonderen Vorkommnissen während der Fahrt an die Mitarbeiter der Tagespflege bzw. an die Angehörigen weitergeben.

Hinweise:

- Der Transport der Tagesgäste sollte möglichst immer von den gleichen Fahrern erfolgen;
- Eine gute Einarbeitung in das Arbeitsfeld und ein ständiger Informationsaustausch sind Voraussetzung für einen gut funktionierenden Fahrdienst.

3. Beobachtungskriterien für die tägliche Dokumentation

Diese Liste versucht Beobachtungskriterien aus dem sozialen, dem geistig/emotionalen und dem körperlichen Bereich zu erfassen, die für das Aufgabenspektrum einer Tagespflegeeinrichtung relevant sind.

Zusammen mit den Zielformulierungen der einzelnen Betreuungs- und Beschäftigungsstandards, die ebenfalls als Beobachtungskriterien für die Dokumentation verwendet werden können, soll diese Auflistung eine Erleichterung in der täglichen Arbeit und Dokumentation bringen.

Standardisierte Listen bergen die Gefahr, dass weiterführende Beobachtungskriterien nicht mehr erfasst werden, es sei deshalb darauf hingewiesen, dass diese Auflistung keinen Anspruch auf Vollständigkeit erhebt und Ergänzungen notwendig und wünschenswert sind.

Äußerst wichtig ist, dass Beobachtungen bei der Dokumentation ausreichend reflektiert werden. So muss z. B. die Aussage, dass ein Tagesgast gegenüber einem Mitarbeiter der Tagespflege verbal aggressiv war, von diesem unbedingt hinterfragt werden, z. B.: Was könnte die Reaktion ausgelöst haben? – Wie genau war das eigene Verhalten? Hat das eigene Verhalten/Zugehen auf den Tagesgast die Situation zugespitzt? – Wie war die eigene Stimmung? – War ich selber gereizt, unter Zeitdruck? – Habe ich Verständnis gezeigt? etc.

3.1 Beobachtungskriterien auf der sozialen Ebene

3.1.1 Kontaktverhalten/Kontaktfähigkeit/ Hilfsbereitschaft

• Wahrt Umgangsformen	• Wahrt Umgangsformen nicht
• Ist höflich	• Ist unhöflich
• Ist freundlich	• Ist unfreundlich
• Ist aufgeschlossen	• Ist verschlossen
• Ist offen	• Verhält sich still
• Ist spontan	• Verhält sich passiv
• Ist mitteilsam	• Verhält sich distanziert
• Unterhält sich mit anderen	• Reagiert ablehnend
• Kann auf andere zugehen	• Ist unzugänglich
• Geht auf andere ein	• Ist überheblich
• Ist im Aufnehmen von Beziehungen zu anderen selbstständig	• Ist dominant
• Hat und pflegt Kontakt zu anderen	• Ist (in aufdringlicher Form) neugierig
• Wirkt stabilisierend auf die Gruppe	• Hat übermäßiges Geltungsbedürfnis
• Verträgt sich gut mit anderen	• Steht gerne im Mittelpunkt
• Ist bei anderen beliebt/anerkannt	• Drängt sich auf
• Umgang mit anderen Personen problemlos	• Ist im Aufnehmen von Beziehungen zu anderen unselbstständig
• Kümmert sich um andere	• Ist gehemmt im Umgang mit anderen
	• Unterhält sich nicht mit anderen

| | |

- Ist hilfsbereit
- Reagiert (nur) auf sprachliche Aufforderungen
- Kontaktaufnahme ist verbal kaum möglich, jedoch über Berührung und Blickkontakt
- Lächelt (als Ausdruck sozialer Kontaktaufnahme)

- Nimmt keinen Kontakt zu anderen auf
- Hat keinen Kontakt zu anderen
- Geht auf andere nicht ein
- Grenzt bestimmte Personen aus
- Zieht sich von den anderen zurück
- Sondert sich gern ab
- Ist fixiert auf bestimmte Personen
- Verträgt sich nicht gut mit anderen
- Ist bei anderen unbeliebt
- (Streit) provozierendes Verhalten
- Wirkt destabilisierend auf die Gruppe
- Fehlendes Verständnis für andere
- Kümmert sich nicht um andere
- Reagiert nicht (selten) auf sprachliche Aufforderung

3.1.2 Verhalten bei Gruppenaktivitäten

- Kann abwarten bis er / sie an der Reihe ist
- Kann zuhören und andere etwas zu Ende erzählen lassen
- Nimmt Rücksicht auf Schwächere
- Lässt sich leicht (gut) motivieren
- Steht Beschäftigungsangeboten aufgeschlossen gegenüber
- Bejaht neue Beschäftigungsangebote
- Beteiligt sich an Gruppenaktivitäten
- Nimmt aktiv teil
- Zeigt Freude bei Gruppenaktivitäten
- Zeigt (großes) Interesse bei Gruppenaktivitäten
- Beteiligt sich mit Eifer bei Gruppenaktivitäten
- Zeigt Eigeninitiative
- Setzt sich eigene Ziele
- Freut sich über Lob und Anerkennung

- Drängt sich gerne in den Vordergrund
- Lässt andere nicht ausreden
- Nimmt die anderen nicht wahr
- Stellt andere bloß
- Ist schwer zu motivieren
- Steht Beschäftigungsangeboten kritisch gegenüber
- Lehnt neue Beschäftigungsangebote ab
- Verhält sich passiv
- Ist gelangweilt
- Hält sich mit Äußerungen zurück
- Beteiligt sich nur auf direkte Ansprache
- Zeigt keine Freude bei Gruppenaktivitäten
- Zeigt nur mäßiges/geringes Interesse
- Zeigt kein Interesse bei Gruppenaktivitäten
- Zeigt keine Eigeninitiative
- Vermeidet Anforderungssituationen/hat Angst vor Misserfolg (»Das kann ich nicht.«, »Das mag ich nicht.«)
- Gibt bei den geringsten Schwierigkeiten auf
- Kann mit Lob und Anerkennung schlecht umgehen

3.1.3 Konfliktfähigkeit/Kritikfähigkeit

⊕	⊖
• Kann ihre/seine Meinung äußern	• Kann ihre/seine Meinung schlecht äußern
• Kann ihre/seine Meinung gut vertreten	• Kann ihre/seine Meinung schlecht vertreten
• Kann Kritik (gut) äußern/annehmen	• Kann Kritik nicht (schlecht) äußern/annehmen
• Ist sachlich	• Ist unsachlich
• Verhält sich ruhig und gelassen	• Ist impulsiv
• Verhält sich diplomatisch	• Reagiert hilflos
• Behauptet und verteidigt sich gegen andere	• Zieht sich bei Meinungsverschiedenheiten gleich zurück
• Strebt Harmonie an	• Reagiert aggressiv
• Kann nachgeben	• Lügt
• Kann einlenken	• Redet sich gerne raus
• Ist einsichtig	• Bagatellisiert Sachverhalte
• Reagiert nicht beleidigt	• Zeigt kein Verständnis für andere
• Ist nicht nachtragend	• Zeigt eine unangemessene (unverhältnismäßige) Reaktion auf einen Angriff
• Ist verständnisvoll	• Bekommt (schnell) Wutanfälle oder Weinkrämpfe
	• Ist uneinsichtig
	• Zeigt kein Verständnis für andere
	• Ist schnell beleidigt
	• Ist nachtragend
	• Kann keinen Streit ertragen

3.2 Beobachtungskriterien auf der geistig/emotionalen Ebene

3.2.1 Belastbarkeit/Ausdauer

⊕	⊖
• Ausreichend (lange Zeit) belastbar/ausdauernd	• Mäßig (gering) belastbar/ausdauernd
• (Sehr) gut belastbar/ausdauernd	• Zeigt nur für kurze Zeit Ausdauer
• Zeigt längere Zeit Ausdauer	• Zeigt nur geringes (kein) Durchhaltevermögen
• Zeigt (gutes) Durchhaltevermögen	• Ist schnell (rasch) müde
• Ausdauer beträgt ca. 2/3 (oder mehr) der Beschäftigungszeit	• Ausdauer beträgt ca. 1/3 (oder mehr) der Beschäftigungszeit

3.2.2 Stimmung/Gefühle/Verhalten

⊕	⊖
• Ist fröhlich	• Ist euphorisch
• Ist heiter	• Verbaler Ausdruck von Bedrücktsein
• Ist gut gelaunt	• Zeigt durch Verhalten, dass er/sie bedrückt ist
• Hat eine positive Lebenseinstellung	

⊕	⊖
• Zeigt Lebensfreude	• Ist (häufig) schlecht gelaunt
• Hat Lebensmut	• Hat keine Lebensfreude mehr
• Ist zufrieden	• Ist unzufrieden
• Ist gelassen	• Ist unausgeglichen
• Ist ausgelassen	• Ist labil
• Gehobene Stimmung	• Hat starke (deutliche) Stimmungsschwankungen
• Ist stabil	• Ist missmutig
• Ist hoffnungsvoll	• Grübelt viel
• Ist ausgeglichen	• Ist neidisch auf andere
• Hat selten (geringe) Stimmungsschwankungen	• Ist eifersüchtig auf andere

Spalte ⊕ (links):

- Zeigt Lebensfreude
- Hat Lebensmut
- Ist zufrieden
- Ist gelassen
- Ist ausgelassen
- Gehobene Stimmung
- Ist stabil
- Ist hoffnungsvoll
- Ist ausgeglichen
- Hat selten (geringe) Stimmungsschwankungen

Spalte ⊖ (rechts):

- Ist (häufig) schlecht gelaunt
- Hat keine Lebensfreude mehr
- Ist unzufrieden
- Ist unausgeglichen
- Ist labil
- Hat starke (deutliche) Stimmungsschwankungen
- Ist missmutig
- Grübelt viel
- Ist neidisch auf andere
- Ist eifersüchtig auf andere
- Ist gereizt
- Ist misstrauisch
- Ist nervös
- Ist ängstlich
- Macht sich übermäßig Sorgen
- Hat unrealistische Befürchtungen
- Leidet unter Angstzuständen
- Macht sich (häufig) Selbstvorwürfe
- Ist melancholisch
- Ist niedergeschlagen
- Ist traurig
- Ist hoffnungslos
- Ist depressiv (verstimmt)
- Hat (äußert) Suizidgedanken
- Fühlt sich wertlos/nutzlos
- Weist eine vermindertes Selbstwertgefühl auf
- Hat ein weinerliches Verhalten
- Ist wehleidig
- Ist emotional schnell erregt
- Affektinkontinenz vorhanden (verminderte Beherrschung des Gefühls, z. B. in Tränen ausbrechen, auch wenn das Thema emotional wenig belastend ist)
- Ist verbal aggressiv (schreit, bedroht, verflucht andere)
- Ist körperlich aggressiv (schlägt, tritt, kratzt)
- Ist alkohol-, tabak-, tablettenabhängig
- Wühlt im Eigentum anderer
- Sammelt, zerreißt Gegenstände
- Hat in einer aufdringlichen Form das Bedürfnis anzubändeln (ist distanzlos)
- Zeigt eine auffällige Lust an sexuellen Reden
- Äußert (zeigt) sexuelles Interesse
- Widersetzt sich/verweigert Hilfe bei den »Aktivitäten des täglichen Lebens«

⊖

- Hat Zeiten psychomotorischer Unruhe (zielloses Umhergehen, ohne Rücksicht auf Bedürfnisse oder Sicherheit)
- Weist stereotype Bewegungen auf

3.2.3 Orientierung

- Keine Orientierungsstörungen vorhanden
- Kann sich an Namen/Gesichter von Bezugs- und Betreuungspersonen erinnern
- Ist zur Situation orientiert
- Folgerichtiges Handeln und das folgerichtige Verwenden von Gegenständen ist möglich
- Weiß, wo er/sie sich befindet
- Findet die Räumlichkeiten (z. B. die Toilette) in der Tagespflege
- Findet sich in der neuen Umgebung gut (schnell) zurecht
- Weist keine Weglauftendenz auf
- Kann Jahreszeit, Datum, und Uhrzeit angeben

⊖

- Ist zeitweise (manchmal) personell, situativ, örtlich und/oder zeitlich desorientiert
- Ist personell, situativ, örtlich und/oder zeitlich desorientiert
- Kann sich an Namen/Gesichter von Bezugs- und Betreuungspersonen (manchmal) nicht erinnern
- Folgerichtiges Handeln und das folgerichtige Verwenden von Gegenständen ist nicht oder nur manchmal möglich
- Weiß nicht, wo er/sie sich befindet
- Hat beim Aufsuchen von den Räumlichkeiten in der Tagespflege (z. B. das Finden der Toilette) Probleme
- Findet sich in der neuen Umgebung nicht (schlecht) zurecht
- Verirrt sich leicht
- Benötigt Orientierungshilfen
- Benötigt Hilfe (Hinweise und Erinnerungshilfen) bei ...
- Ist weglaufgefährdet

3.2.4 Wahrnehmung

- Gute Wahrnehmungsfähigkeit (in welchen Bereichen?)
- Sieht kleine Details ohne (mit) Sehhilfe
- Sieht gewöhnliche Druckbuchstaben in Zeitungen/Büchern
- Hört gut (Gespräche, beim Fernsehen, am Telefon)

⊖

- Verminderte Wahrnehmungsfähigkeit (in welchen Bereichen?)
- Das Sehvermögen ist (stark) beeinträchtigt/vermindert
- Hat Probleme beim seitlichen Sehen/eingeschränktes Gesichtsfeld
- Vollständig beeinträchtigtes Sehvermögen (ist blind, sieht lediglich Licht, Farben oder Umrisse)
- Er/sie kann nur große (Druck)buchstaben lesen, ist unfähig Zeitungsüberschriften zu lesen
- Sieht nur bei guter Beleuchtung
- Benötigt Hilfsmittel (Sehhilfe, Lupe)

- Stößt gegen andere Personen/Gegenstände
- Setzt sich neben den Stuhl
- Das Hörvermögen ist (stark) beeinträchtigt/vermindert
- Hat (leichte) Schwierigkeiten etwas zu verstehen
- Hört nur, wenn man deutlich und in einer tiefen Tonlage spricht
- Benötigt Hilfsmittel (Hörgerät, Kommunikationstafel, geschriebene Mitteilungen)
- Hat akustische Halluzinationen (welche?)
- Hat optische Halluzinationen (welcher Art?)
- Hat Geruchshalluzinationen (welcher Art?)
- Hat Geschmackshalluzinationen (welcher Art?)
- Hat Körperhalluzinationen (welcher Art?)

3.2.5 Konzentration/Aufmerksamkeit

- Kann sich gut auf etwas konzentrieren
- Kann sich lange auf etwas konzentrieren
- Kann sich leicht konzentrieren
- Lässt sich nicht ablenken
- Ist aufmerksam

- Weist eine verminderte Konzentrationsfähigkeit auf
- Kann sich nur kurze Zeit/kaum auf etwas konzentrieren
- Kann sich schlecht konzentrieren
- Ist unaufmerksam
- Ist leicht ablenkbar (schon bei irrelevanten Reizen)
- Braucht Ruhe bei konzentrationsintensiven Arbeiten

3.2.6 Antrieb

- Zeigt Eigeninitiative etwas zu tun
- Ist leicht (gut) zu motivieren
- Lässt sich mitreißen/begeistern

- Auf Aufforderung erfolgt kein Tun
- Es wird genau das Gegenteil gemacht
- Ist energielos
- Der Antrieb ist vermindert
- Ist antriebslos
- Ist apathisch

3.2.7 Denken

 |

- Der Denkvorgang ist schnell/flüssig
- Das Denken ist klar/geordnet/folgerichtig

- Der Denkvorgang ist verzögert/(stark) verlangsamt
- Das Denken ist umständlich/weitschweifig/eingeengt
- Ist ständig mit den gleichen Denkinhalten/mit dem gleichen Thema beschäftigt

3.2.8 Gedächtnis

- Hat ein gutes Erinnerungsvermögen (Neu- und Altzeitgedächtnis)
- Verfügt über ein gutes Altzeitgedächtnis
- Das Wiedergeben von Erlebnissen, Erfahrungen, Sachverhalten und Fakten ist auch nach einem längeren Zeitraum möglich
- Verfügt über eine gute Merkfähigkeit
- Kann Aufgaben ausführen, ohne dass sie wiederholt werden müssen
- Hat Strategien entwickelt, um sich etwas besser merken zu können (Merkhilfen/Orientierungshilfen)

- Die Gedächtnisleistungen weisen (teilweise) starke Lücken auf
- Das Wiedergeben von Erlebnissen, Erfahrungen, Sachverhalten und Fakten ist schon nach kurzer Zeit nicht mehr möglich
- Kann sich (fast) nichts mehr merken
- Aussagen müssen ständig wiederholt werden

3.2.9 Sprache/Sprachverständnis

- Die Sprache ist gut verständlich
- Hat eine deutliche Aussprache
- Besitzt eine gute Ausdrucksweise
- Hat eine elegante Ausdrucksweise
- Besitzt einen großen Wortschatz
- Die Ja- Nein- Codierung ist zuverlässig
- Kann Grundbedürfnisse ausdrücken/mitteilen (Essen, Trinken, Ausscheiden, Schlafbedürfnis, etc.)
- Eine Unterhaltung über die Grundbedürfnisse hinaus ist möglich
- Kann Wünsche und Bedürfnisse sprachlich richtig äußern
- Kann Erzählungen und Vorgelesenes verstehen
- Versteht komplexe Informationen (z. B. aus aktuellen Ereignissen aus dem Fernsehen oder aus der Zeitung)

- Hat eine fehlerhafte Ausdrucksweise
- Äußert sich verbal (manchmal) unzusammenhängend
- Antwortet nur nach Aufforderung
- Hat Schwierigkeiten, Worte zu finden und Gedanken zu beenden
- Gibt unverständliche Lautäußerungen von sich
- Das Sprechtempo ist (sehr) langsam oder (sehr) schnell
- Die Sprechweise ist monoton
- Spricht (sehr) laut oder (sehr) leise
- Die Sprache ist verwaschen
- Die Sprache ist undeutlich
- Die Sprache ist unverständlich
- Die Sprache ist selten verständlich
- Hat (starken) Speichelfluss beim Sprechen
- Kann nur auf einen begrenzten Wortschatz zurückgreifen

- Kann abstrakte Informationen verstehen (z. B. aus den Bereichen Humor/Mathematik)

- Hat Wortfindungsstörungen (benutzt Füllwörter und/oder Redefloskeln)
- Die Ja- Nein- Codierung ist unzuverlässig
- Hat einen unaufhörlichen Rededrang
- Kann Grundbedürfnisse und Wünsche nicht oder nur schlecht äußern
- Spricht nur nach Aufforderung
- Antwortet (nur) auf einfache Mitteilungen
- Kann (nur) einfache Fragen und Bemerkungen verstehen
- Versteht nur manchmal/selten/nie
- Benötigt viel Zeit, um zu verstehen
- Wiederholungen, Pausen und eine verstärkte Mimik und Gestik sind notwendig, damit das Gesagte inhaltlich verstanden wird

3.3 Beobachtungskriterien auf der körperlichen Ebene

3.3.1 An- und Ausziehen bei der Ankunft/Heimfahrt

- Weiß, wo die Garderobe ist
- Kann die Kleidung selber auf den Bügel hängen/vom Bügel nehmen
- Findet Kleidung
- Kommt mit der Handhabung von Knöpfen und Reißverschlüssen zurecht
- Kann sich die Kleidung selber an- und ausziehen
- Kann sich die Schuhe selber an- und ausziehen
- Kann sich die Schnürsenkel selber binden

- Weiß nicht, wo die Garderobe ist
- Kann sich die Kleidung selber nicht an- und ausziehen
- Kann sich die Schuhe selber nicht an- und ausziehen
- Kann sich die Schnürsenkel selber nicht binden
- Benötigt Hilfe bei ...
- Verwechselt die eigenen Kleidungsstücke mit Kleidungsstücken von anderen Personen
- Die Kleidung muss so zurechtgerückt werden, damit Knöpfe und Reißverschlüsse selbstständig auf- und zugemacht werden können
- Benötigt Hilfsmittel (z. B. Schuhlöffel, speziell geeignete Verschlüsse)

3.3.2 Mobilität

3.3.2.1 Gehen

⊕

- Kann ca. ... Meter gehen
- Hat einen aufrechten Gang/Körperhaltung
- Schwingt die Arme beim Gehen mit
- Die Schrittlänge und Schrittbreite ist gleichmäßig
- Kann Gefahren/Stolperfallen erkennen (ist nicht sturzgefährdet)
- Hat keine Schmerzen beim Gehen

⊖

- Benötigt Hilfsmittel beim Gehen (Gehstock, Unterarmgehstützen, Rollator)
- Benötigt Hilfe durch eine Person/zwei Personen
- Die Hilfsperson muss den überwiegenden Teil des Kraftaufwandes leisten
- Benötigt Beaufsichtigung
- Muss beim Gehen korrigiert werden (verbal /manuell)
- Kann nur wenige Schritte gehen
- Benötigt (viele) Pausen
- Braucht mehrere Startversuche um loszugehen
- Kann Gefahren/Stolperfallen nicht erkennen (ist sturzgefährdet)
- Stolpert (oft) beim Gehen
- Hat einen unsicheren Gang
- Verliert schnell die Balance
- Der Schwerpunkt des Körpers verlagert sich nach vorne/hinten/zur Seite
- Ist ängstlich beim Gehen
- Braucht Berührung, um sich sicher zu fühlen
- Schwingt die Arme beim Gehen kaum mit
- Hat einen schlurfenden Gang
- Der linke/rechte Fuß löst sich nicht vollständig vom Boden
- Hat einen kleinschrittigen Gang
- Der Gang ist langsam
- Die Schrittfolge ist unregelmäßig
- Beugt die Knie beim Gehen
- Weicht von der Gehlinie stark ab
- Hat Schmerzen beim Gehen

3.3.2.2 Stehen

⊕

- Ist sicher beim Stehen
- Kann das Gleichgewicht (gut) halten

⊖

- Ist unsicher beim Stehen
- Verliert schnell das Gleichgewicht (kommt schnell ins Schwanken)
- Hält sich ängstlich an Personen und/oder Gegenständen fest
- Benötigt Stock oder Rollator zum Festhalten
- Hat einen breitspurigen Stand

3.3.2.3 Aufstehen/Hinsetzen/Sitzen

- Ist beim Aufstehen/Hinsetzen selbstständig
- Hat keine Schwierigkeiten in den Stand zu kommen
- Ist beim Aufstehen/Hinsetzen sicher (nicht sturzgefährdet)
- Die Bewegungsfolge ist flüssig
- Fühlt sich beim Sitzen auf einem Stuhl ohne Armlehne/Rückenlehne sicher (muss sich nicht festhalten/freies Sitzen ist möglich)
- Sitzt fest und sicher

- Kann nicht selber Aufstehen/Hinsetzen
- Hat Schwierigkeiten in den Stand zu kommen
- Ist beim Aufstehen/Hinsetzen unsicher (ist sturzgefährdet)
- Die Bewegungsfolge ist nicht flüssig
- Fühlt sich beim Sitzen auf einem Stuhl ohne Armlehne/Rückenlehne unsicher (muss sich festhalten/anlehnen können)
- Benötigt Hilfsmittel beim Sitzen (Keilkissen, Lumbalkissen, Fußschemel)

3.3.2.4 Treppensteigen

- Ist beim Treppensteigen selbstständig
- Ist beim Treppensteigen sicher (ist nicht sturzgefährdet)
- Kann einen Treppenabsatz oder mehrere Treppenabsätze ohne Benutzung des Geländers oder einer Hilfsperson hinauf- und hinuntergehen

⊖

- Benötigt einen Gehstock
- Muss sich am Treppengeländer festhalten
- Kann nur wenige/gar keine Stufen hinauf- und hinuntergehen
- Benötigt (viele) Pausen
- Ist unsicher/ängstlich beim Treppensteigen (ist sturzgefährdet)
- Benötigt Hilfe durch eine Person/zwei Personen
- Beaufsichtigung ist notwendig

3.3.2.5 Fortbewegung im Rollstuhl

⊕

- Kann sich selbstständig im Rollstuhl fortbewegen
- Kann Bremsen/Fußstützen selber betätigen
- Ist sicher in der Ausführung
- Kann ca. ... Meter weit fahren

⊖

- Kann sich nicht selbstständig im Rollstuhl fortbewegen
- Benötigt eine Hilfsperson zum Schieben
- Kann Bremsen/Fußstützen nicht selber betätigen
- Beaufsichtigung ist notwendig
- Benötigt Hilfe bei ...

3.3.3 Essen und Trinken

| ⊕ | ⊖ |

- Kann Getränke/Speisen selbstständig auswählen
- Kann Flaschen selber öffnen
- Kann sich selber einschenken
- Kann selbstständig trinken
- Trinkt genügend/ausreichend (muss zum Trinken nicht angehalten werden)
- Kann Speisen selber schneiden
- Kann sich das Frühstück selbst richten
- Kann selbstständig essen
- Ist bei der Handhabung der Serviette selbstständig

- Zeigt Ansätze zu selbstständigem Essen und Trinken, benötigt jedoch Hilfe bei ...
- Hat Schwierigkeiten Besteck und Trinkgefäße zu greifen
- Man muss das Besteck, die Tasse/das Trinkglas in die Hand geben
- Benötigt Hilfsmittel (spezielles Essbesteck, Tellerrand, Strohhalm)
- Trinkt wenig (muss zum Trinken angehalten werden)
- Klagt regelmäßig über Hunger
- Der Umgang mit Messer und Gabel ist nicht möglich (besteht Verletzungsgefahr?)
- Lässt das Essen oft stehen (welche Menge?)
- Isst Unessbares
- Ist gierig beim Essen
- Verweigert Essen
- Würgt Nahrung hoch
- Benötigt (trägt gerne) einen Kleiderschutz beim Essen

3.3.4 Ruhen/Schlafen (Mittagsschlaf)

- Hat keine Ruhe/Schlafbedürfnis
- Bestimmte Schlafgewohnheiten müssen berücksichtigt werden (z. B. offenes Fenster, Wärmflasche, bestimmte Schlafposition, spezielle Kissen)
- Schläft gerne im Ruhesessel/im Bett
- Kann den Ruhesessel selber in die Liegeposition/in die Sitzposition bringen
- Meldet sich durch Handzeichen/Rufen/Betätigen der Glocke, wenn er/sie aufstehen will

- Hat ein großes Ruhe/Schlafbedürfnis
- Findet weder im Bett noch im Sessel Ruhe/Schlaf
- Kann den Ruhesessel nicht selber in die Liegeposition/in die Sitzposition bringen
- Meldet sich nicht durch Handzeichen/Rufen/Betätigen der Glocke, wenn er/sie aufstehen will
- Versucht selbstständig aufzustehen, wenn eine Betreuungsperson nicht gleich zur Stelle ist (ist dadurch sturzgefährdet)
- Seitenschutz im Bett ist notwendig
- Schlaffördernde Maßnahmen sind sinnvoll (z. B. Aromatherapie)

3.3.4.1 Transfer/Lageveränderung im Bett

- Bewerkstelligt den Transfer selbstständig
- Macht mit beim Transfer (steht/sitzt/hebt sich/dreht sich)
- Ist in der Ausführung sicher
- Kann sich selber hinlegen/aufsitzen/drehen/die Lage im Bett verändern

- Kann den Transfer nicht selbstständig bewerkstelligen/die Lage im Bett nicht selbstständig verändern
- Benötigt Hilfe bei ... (durch eine Person/zwei Personen)
- Benötigt Hilfsmittel (z. B. Drehscheibe, Rutschbrett)

3.3.5 Toilettengang/Kontinenz

3.3.5.1 An- und Auskleiden (unten)

- Kann sich alleine aus- und ankleiden/ist selbstständig
- Kommt mit Unterhose (Einlage)/Hose/Rock/Gürtel/Hosenträger zurecht
- Kommt mit Reißverschlüssen/Knöpfen/Druckknöpfen zurecht

  (Ist das An- und Auskleiden mühsam/problemlos?, Wird viel/wenig Zeit dazu benötigt?, Ist das An- und Auskleiden nur mit speziell geeigneten Verschlüssen möglich?)

- Kann sich nicht alleine aus- und ankleiden/ist unselbstständig
- Kommt mit Unterhose (Einlage)/Hose/Rock/Gürtel/Hosenträger nicht zurecht
- Kommt mit Reißverschlüssen/Knöpfen/Druckknöpfen nicht zurecht
- Benötigt verbale/taktile Anleitung
- Benötigt Hilfestellung bei ...
- Benötigt ausgeprägte Hilfestellung bei ...

3.3.5.2 Kontinenz/Intimhygiene

- Ist kontinent (Urin/Stuhl)
- Merkt, wenn ein Toilettengang notwendig ist
- Keine Aufforderung zum Toilettengang notwendig
- Reißt Papier selber ab und reinigt sich selbst nach dem Wasserlassen und nach Stuhlgang
- Kann eine Inkontinenzeinlage selber einlegen/wechseln
- Betätigt die Wasserspülung selbstständig

- Ist inkontinent (Urin/Stuhl)
- Ist häufig inkontinent (wie oft am Tag/in der Nacht/in der Woche?)
- Merkt nicht, wenn ein Toilettengang notwendig ist
- Regelmäßige Aufforderung zum Toilettengang notwendig
- Toilettentraining erforderlich
- Benötigt verbale/taktile Anleitung
- Benötigt Hilfe bei ...
- Benötigt Hilfsmittel (z. B. Urinflasche)

3.3.5.3 Hinsetzen/Aufstehen/Beaufsichtigung während des Toilettengangs

⊕	⊖

- Ist beim Hinsetzen/Aufstehen selbstständig
- Ist beim Hinsetzen/Aufstehen sicher
- Es besteht keine Sturzgefahr
- Keine Beaufsichtigung notwendig, solange die Toilette benutzt wird
- Meldet sich selber (Glocke), wenn Hilfe notwendig ist

- Benötigt verbale/taktile Anleitung
- Benötigt Hilfe/Unterstützung
- Benötigt Hilfsmittel zum Hinsetzen/Aufstehen (Toilettenaufsatz, Wandgriff)
- Ist beim Hinsetzen/Aufstehen unsicher
- Ist sturzgefährdet
- Beaufsichtigung ist notwendig, solange die Toilette benutzt wird
- Ist kognitiv/durch eine körperliche Einschränkung nicht in der Lage durch das Betätigen der Glocke Hilfe zu holen

3.3.5.4 Hände waschen

⊕	⊖

- Kann die Hände selber waschen/abtrocknen
- Kann das Wasser selber andrehen und die Temperatur regeln
- Kann die Hände selber einseifen und die Seife abspülen

- Ist beim Waschen und Abtrocknen der Hände unselbstständig
- benötigt verbale/taktile Anleitung
- benötigt Hilfe bei ...

3.3.6 Aussehen/Erscheinungsbild:

⊕	⊖

- Achtet auf sein/ihr äußeres Erscheinungsbild
- Ist sorgfältig auf sein /ihr äußeres Erscheinungsbild bedacht
- Ein gepflegtes Aussehen ist ihm/ihr wichtig
- Hat ein gepflegtes Erscheinungsbild

- Achtet nicht auf sein/ihr äußeres Erscheinungsbild
- Ist nachlässig was sein/ihr äußeres Erscheinungsbild anbelangt
- Ein gepflegtes Aussehen ist ihm/ihr unwichtig/gleichgültig
- Ist ungepflegt
- Hat auffällige vegetative Erscheinungen, wie z. B. fahle/rote Gesichtsfarbe, (starken) Speichelfluss, schwitzt übermäßig, hat feuchte Hände, schlecht durchblutete Glieder, ist schon morgens müde und abgespannt, etc.

3.3.6.1 Haare kämmen

⊕	⊖
• Die Haarpflege hat einen hohen Stellenwert (gepflegte Haare sind ihm/ihr wichtig) • Sieht sich im Spiegel an • Nimmt den Kamm/die Bürste selber in die Hand • Kann sich selber die Haare kämmen/bürsten • Kann die Handlung vollständig ausführen	• Die Haarpflege hat einen niedrigen Stellenwert (gepflegte Haare sind ihm/ihr unwichtig) • Sieht sich im Spiegel nicht an • Der Kamm/die Bürste muss gereicht werden • Benötigt verbale/taktile Anleitung • Benötigt Hilfe bei ... • Kann die Handlung nicht vollständig ausführen

3.3.6.2 Zahnpflege/Mundpflege

⊕	⊖
• Eine gründliche Zahn- und Mundpflege ist ihm/ihr ein Bedürfnis • Selbstständiges Herausnehmen/Einsetzen der Zahnprothese(n) ist möglich • Kann die Zahnpasta selbstständig auftragen • Die Reinigung erfolgt gründlich (in ausreichendem Maße) • Ist beim Ausspülen des Mundes selbstständig	• Die Zahn- und Mundpflege ist selbstständig nicht möglich • Benötigt Hilfe bei ... • Die Reinigung erfolgt ungründlich (in unzureichendem Maße)

3.3.6.3 Handnagelpflege

⊕	⊖
• Ein gepflegtes Aussehen der Hände ist ihm/ihr wichtig • Ist bei der Handnagelpflege selbstständig • Im Umgang mit der Nagelschere besteht keine Verletzungsgefahr	• Ein gepflegtes Aussehen der Hände ist ihm/ihr unwichtig • Die Handnagelpflege ist selbstständig nicht möglich • Benötigt verbale/taktile Anleitung • Im Umgang mit der Nagelschere besteht Verletzungsgefahr

3.3.6.4 Gesichtsrasur

⊕	⊖
• Ein gepflegtes Aussehen ist ihm (ihr) wichtig • Kann sich selber rasieren • Kann den Rasierapparat selbstständig bedienen und reinigen • Die Rasur erfolgt gründlich	• Ein gepflegtes Aussehen ist ihm (ihr) unwichtig • Benötigt Hilfe bei der Rasur • Benötigt verbale/taktile Anleitung • Kann den Rasierapparat nicht selbstständig bedienen und reinigen • Die Rasur erfolgt ungründlich

Literatur

Alzheimer Europe (Hrsg.): Handbuch der Betreuung und Pflege von Alzheimer-Patienten, Thieme-Verlag, 1999

Aßmann, C.: Alternative und komplementäre Methoden, Urban und Schwarzenberg-Verlag, 1996

Berghoff, I.: Förderpflege mit Dementen, Das Selbst-Erhaltungs-Therapie-Konzept (SET), Ullstein Medical-Verlag, 1999

Bienstein, C., Fröhlich, A.: Basale Stimulation in der Pflege, Pflegerische Möglichkeiten zur Förderung von wahrnehmungsbeeinträchtigten Menschen, Verlag Selbstbestimmtes Leben, 9. Auflage, 1996

Blimlinger, E., Ertl, A., Koch-Straube, U., Wappelshammer, E.: Lebensgeschichten, Biographiearbeit mit alten Menschen, Vincentz-Verlag, 2. Auflage 1996

Böning, A.: Doppelte Hilfestellung, in: Altenpflege, Heft 8/99

Buijssen, H.: Selbstvorwürfe und Gewissensbisse, in: Altenpflege, Heft 8/99

Buijssen, H.: Zurück in die Vergangenheit, in: Altenpflege, Heft 11/98

Büker, H.-J., Schumacher, M.: Lesen und Erzählen, Vincentz-Verlag, 1992

Daneke, S.: Politik der kleinen Schritte, in: Altenpflege, Heft 8/99

Eisenburger, M.: Aktivieren und Bewegen von älteren Menschen, Meyer und Meyer-Verlag, 1998

Grümme, R.: Die Macht der Gefühle, in: Altenpflege, Heft 11/99

Grümme, R.: Sing ein Lied, wenn du mal traurig bist, in: Altenpflege, Heft 8/98

Harms, H., Dreischulte, G.: Musik erleben und gestalten mit alten Menschen, Gustav Fischer-Verlag, 2. Auflage, 1998

Klütsch, E.: Feste und Feiern, Vincentz-Verlag, 2. Auflage, 1995

Kuratorium Deutsche Altershilfe: Arbeitshilfen für Planung und Betrieb von Tagespflege-Einrichtungen, 2. Auflage, 1995

Landa und Co.: Mit allen Sinnen, Basteln, Spielen, Die Sinne entdecken, Christophorus-Verlag, 1995

Löscher, W. (Hrsg.): Vom Sinn der Sinne, Spielerische Wahrnehmungsförderung für Kinder, Don Bosco-Verlag, 1994

Mangei, K.: Tagespflege, Zwischen Heim und daheim, ASTEX-Verlag, 1994

Matthes, W.: Pflege als rehabilitatives Konzept, Grundlagen aktivierend rehabilitativer Pflege, Vincentz-Verlag, 1989

Muthesius, D.: Musikerfahrungen im Lebenslauf alter Menschen, Vincentz-Verlag, 1997

Osborn, C., Schweitzer, P., Trilling, A.: Erinnern, Eine Anleitung zur Biographiearbeit mit alten Menschen, Lambertus-Verlag, 1997

Oswald, W.D., Rödel, G. (Hrsg.): Gedächtnistraining, Ein Programm für Seniorengruppen, Hogrefe-Verlag, 1995

Presber, W., Neve, W., de (Hrsg.): Ergotherapie, Grundlagen und Techniken, Ullstein Mosby-Verlag, 2. Auflage, 1994

Runge, M., Rehfeld, G.: Geriatrische Rehabilitation im Therapeutischen Team, Thieme-Verlag,1995

Schäffler, A., Menche, N., Bazlen, U., Kommerell, T. (Hrsg.): Pflege Heute, Gustav Fischer-Verlag, 1997

Schmidt, M.: ...und fühle mich so jung dabei, 15 Jahre Gymnastik mit Senioren, Erfahrungen – Anleitungen, Pflaum-Verlag, 1992

Schmitt, E.M.: Leitlinien zum Umgang mit Verwirrten, Schwierigen Situationen sicher begegnen, Vincentz-Verlag, 1999

Slodowy, D.: Das Gebrumm der Bienen, in Altenpflege, Heft 11/99

Trilling, A.: Erinnern und Pflegen, in: Altenpflege, Heft 11/98

Wickel, H.H.: Schlüssel zur Erinnerung, in: Altenpflege, Heft 8/98

Wilmes-Mielenhausen, B.: Zeig mir, wo die Stille wohnt, Eltern und Kinder entdecken Wege der Entspannung, Christophorus-Verlag, 1998

Wolf-Wennersheide, S. (Hrsg.): Sozialtherapeutische Standards in der Altenpflege, Schlütersche-Verlag,1998

Register

Mario Schmitz / Werner Hofmann

Qualitätsmanagement für Senioreneinrichtungen

DIN EN ISO 9001 – § 80 SGB XI – Aus der Praxis für die Praxis
Herausgeber: Medico Plan in Zusammenarbeit mit dem TÜV-Süddeutschland

Für Einrichtungen und Institutionen im Seniorenbereich wird es in nächster Zeit im Wesentlichen darum gehen, die gewachsenen Qualitätsforderungen, z. B. von Kostenträgern, Pflegekassen, dem Medizinischen Dienst der Krankenkassen sowie nicht zuletzt den Bewohnern und/oder den Angehörigen, zu erfüllen. Dieses Buch hilft durch praxisbezogenes Qualitätsmanagement-System.

2000. 200 Seiten,
16 Abbildungen, 33 Tabellen,
17,3 x 24,5 cm, Hardcover
ISBN 3-87706-551-1
DM 78,– / öS 569,– / sFr 71,– / € 39,88

„Mit Hilfe des Buches können LeserInnen eigenständig Verfahren und Checklisten erarbeiten, die für die jeweilige Einrichtung relevant sind."
Pflege Zeitschrift

Sabine Wolf-Wennersheide (Hrsg.)

Sozialtherapeutische Standards in der Altenpflege

Dieses praxisnahe Arbeitsbuch stellt notwendige Standards für die soziale Arbeit in der institutionellen Altenarbeit vor: die sozialtherapeutische Arbeit von der Heimaufnahme und der Hilfe bei Verwaltungsarbeiten über das Betreuungskonzept bis zur Zusammenarbeit mit ehrenamtlichen Mitarbeitern.

1998. 128 Seiten,
21,0 x 29,7 cm, kartoniert
ISBN 3-87706-499-X
DM 49,80 / öS 364,– / sFr 46,– / € 25,46

„Das Buch informiert über die Ziele, die Durchführung und die Vor- und Nachbereitung der einzelnen Leistungen. Zusammen mit einigen standardisierten Listen bieten die übersichtlich gegliederten Standards eine praktische Arbeitsvorlage – auch als Grundlage zur Bewertung durch den medizinischen Dienst der Kassen."
Soziale Arbeit

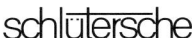

Martin Runge / Gisela Rehfeld

Mobil bleiben – Pflege bei Gehstörungen und Sturzgefahr
Vorsorge – Schulung – Rehabilitation

Dieses Buch informiert über Stürze, deren Ursachen, Folgen und Risiken. Auf leicht verständliche Weise wird Grundsätzliches zur Bewegungsfähigkeit des Menschen vermittelt. Viele Fallbeispiele erläutern, wie Stürze verhindert werden können. Das Buch verzichtet weitgehend auf medizinische Fachbegriffe und bleibt somit allgemein verständlich. Sowohl zur Biomechanik des Sturzes als auch zur menschlichen Muskelkraft und Balancefähigkeit werden Anmerkungen gemacht und durch bildliche Darstellungen unterstützt.

2001. 184 Seiten,
109 Abbildungen, 44 Tabellen,
17,3 x 24,5 cm, Hardcover
ISBN 3-87706-597-X
DM 64,– / öS 467,– / sFr 58,– / € 32,72

Brigitte Sachsenmaier

Inkontinenz
Hilfen, Versorgung und Pflege

Physiotherapie (Beckenbodengymnastik, Bio-Feedback), pflegerische und versorgungstechnische Aspekte werden praxisnah beschrieben. Das Buch informiert zusammenhängend und leicht verständlich, wie technische Hilfsmittel optimal eingesetzt werden können. Es werden Kenntnisse über die vielfältigen Behandlungsmethoden vermittelt und zahlreiche Möglichkeiten der Prävention aufgezeigt. Die Autorin erläutert einfühlsam und praxisnah, wie Menschen mit Inkontinenz gepflegt werden können.

1991. 176 Seiten, 110 Abbildungen,
14,8 x 21,0 cm, Hardcover
ISBN 3-87706-329-2
DM 49,80 / öS 364,– / sFr 46,– / € 25,46

„Das reich bebilderte, mit farbigen Abbildungen ausgestattete Buch (…) gibt Antwort auf alle Fragen im Zusammenhang mit Inkontinenz und ist für jeden Pflegemitarbeiter, aber auch für pflegende Angehörige uneingeschränkt zu empfehlen."
Altenpflege Journal

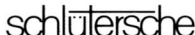